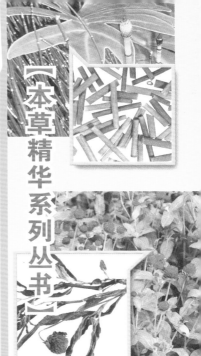

百草皆药

[本草精华系列丛书]

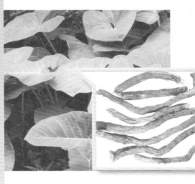

赵中振 郭 平 洪雪榕 编著

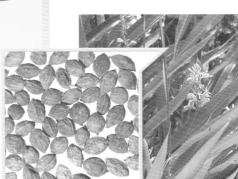

中国中医药出版社
·北京·

图书在版编目（CIP）数据

百草皆药 / 赵中振，郭平，洪雪榕编著 . —北京：中国中医药出版社，2019.6

（本草精华系列丛书）

ISBN 978-7-5132-5030-6

Ⅰ . ①百⋯　Ⅱ . ①赵⋯　②郭⋯　③洪⋯　Ⅲ . ①中草药—基本知识　Ⅳ . ① R28

中国版本图书馆 CIP 数据核字（2018）第 121044 号

中国中医药出版社出版

北京市朝阳区北三环东路 28 号易亨大厦 16 层

邮政编码　100013

传真　010-64405750

赵县文教彩印厂印刷

各地新华书店经销

开本 880×1230　1/32　印张 7　字数 175 千字

2019 年 6 月第 1 版　2019 年 6 月第 1 次印刷

书号　ISBN 978-7-5132-5030-6

定价　49.00 元

网址　www.cptcm.com

社 长 热 线　010-64405720

购 书 热 线　010-89535836

维 权 打 假　010-64405753

微信服务号　zgzyycbs

微商城网址　https://kdt.im/LIdUGr

官 方 微 博　http://e.weibo.com/cptcm

天猫旗舰店网址　https://zgzyycbs.tmall.com

如有印装质量问题请与本社出版部联系（010-64405510）

《百草皆药》摄影作者及单位

植物摄影作者	陈虎彪　邬家林　徐克学　区　彤　陈亮俊
	余丽莹　林余霖　吴光弟　唐得荣　吴　双
	吕惠珍　赵中振　几田进
药材摄影作者	唐得荣　陈虎彪　区　彤　邬家林　陈亮俊
	余丽莹　林余霖　袁翠盈　梁之桃
植物摄影单位	广西药用植物园　云南省药物研究所

　　30 多年前，我从北京中医学院毕业，考入中国中医研究院，师从中药研究所谢宗万教授，攻读硕士研究生学位。那时，由谢老师担任主编的《全国中草药汇编》的编辑工作结束不久，这本书获得了全国科学大会奖。我所在 116 号实验室的壁橱中，堆满了全国各地的中草药手册与彩色图集。大学时常用"中药"一词，而到了这里，"中草药"成了我那一段人生记忆中的关键词。116 号实验室也是我国生药学泰斗赵燏黄先生曾经工作过的地方。我的研究工作便是在这种环境熏陶下起步的。

　　人们在生活中常常混用"中药""草药"和"中草药"三个词，但学术上，一字之别，三个概念。三者有什么不同呢？按 2007 年中国《药品注册管理办法》定义，在我国传统医药理论指导下使用的药用物质及其制剂称为中药。而"草药"在用来疗疾治病时缺少完整的理论体系，有一定的区域性和局限性，历史上多以口传身授方式流传民间。"中草药"含义较模糊，狭义指中药，因植物药占中药的大多数；广义包括中药、草药，以及中国少数民族使用的传统药物。

　　实际上，从民间应用来看，中药与草药没有截然的界限，人们在解释草药的功效时，也常常用一些中医学术语，如清热凉血、舒筋活络等。从药物的来源看，中药与草药更是难解难分，一种植物，可能既是中药，又是草药。从数量上看，草药远远多于中药，可以说，草药是中药的基础与后备军。现在，众多临床必不可少的中药如党参、三七、穿心莲、白花蛇舌草等，原本都是"草根阶层"，经过长年的研究与临床实践，其功效、药理、有效成分等逐步明确，被收载于《中国药典》等国家认可的标准，成为"中药"，步入了大雅之堂。

自然界有丰富的药物资源尚待发掘，而民间蕴藏的大量药用经验是发掘这些资源的有力工具。例如，在香港地区，凉茶与市民的日常生活密不可分，星罗棋布的凉茶店是香港的一道风景。不少凉茶就地取材、源自草药。我周末有时与同事同学们上山认药、采药，接触到很多可以作为凉茶原料的药用植物。如祛湿、清热的草药鸡骨草、鱼腥草、毛冬青、岗梅、金樱子、火炭母、白茅根、淡竹叶等。随着制药业、食品制造业的工业化发展，与中草药相关的保健食品不断问世，有的也逐渐走向国际植物药、膳食补充剂市场。

我和我的研究团队，过去几年对常用中草药进行了一次系统的整理。本书精选出岭南地区常见的100种中草药，概述其植物来源、药用部位、产地、药用历史、药效与有效成分。

赵中振

目 录

总 论
君若识草草为宝

2012年5月，被誉为"会讲话的植物百科全书"——胡秀英博士走完了她光辉的102年人生旅程，安然离世。胡博士一生与绿树青草相伴，她的足迹踏遍了香港的山山水水。老人家一生如春蚕吐丝一般，劳作不休，采集了植物标本3万份，留下众多植物学著作，培育了无数弟子。

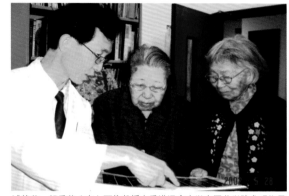

诚静蓉、胡秀英（右）两位教授在香港浸会大学中医药学院参观指导

我与胡博士相识十几年，得到了她的诸多指导帮助。胡博士虽然在学术界声名显赫，但日常生活却十分简朴。一次我从纽约回香港，在飞机上与胡博士不期而遇。当时她已经是九十几岁的高龄，但仍乘坐经济舱位。胡博士与我在北京攻读硕士学位期间的植物分类学老师诚静蓉教授同是哈佛大学的植物学博士，二人相交甚笃，堪称植物学界的一对寿星姊妹花。2002年我邀请诚教授来香港浸会大学，两位老前辈久别重逢，并到我正在筹建中的中药标本中心予以悉心指导。

胡博士是植物界的常青树，也是中草药王国的"老神仙"。与她一起到野外，山边的青草，她随手拈来，对其药用价值都可以道出个所以然。在她的眼中，似乎万草皆宝。她的一生也向世人说明，在植物与药之间，没有截然的界限。胡秀英教授一生致力于冬青科植物的研究，在国际植物学界享有盛誉，有"Holly Hu"之称（holly是冬青的英文名）。她和香港中文大学的研究人员参考民间的用药经验，选择三种冬青科植物苦丁茶、岗梅和救必应为主药，经过实验和临床研究，成功开发出了植物药制剂三冬茶，用于防治感冒、咽炎及上呼吸道感染取得较好效果。鉴于中国不同地区市售苦丁茶的植物来源不同，我的研究组成功将显微技术应用于商品苦丁茶的鉴定，并在国际学术期刊 *Microscopy Research and Technique* 发表，对保障用药安全有效起到了积极作用。

　　的确，中药、民族药、中西草药，绝大多数来源于植物界。而这些植物药中，一大部分又是草本植物，所以，人们常把古代的药物学著作称之为本草；把植物园中的药用植物园称为草药园；把上山采药说成挖草药，可谓君若识草草为宝。

　　一般认为，以中医理论指导其临床应用的药物，称为中药。凡缺少完整的理论体系，使用上有一定的区域性和局限性，多以口传身授方式流传民间者称之为草药。

　　回顾中国本草的发展史，汉代《神农本草经》收载365种药物，南北朝时《本草经集注》收载730种，唐代《新修本草》收载850种，宋代《证类本草》收载1746种，明代《本草纲目》收载1892种，清代《本草纲目拾遗》在《本草纲目》的基础上收载921种。到了近现代，1935年出版的《中国药学大辞典》收载3100种，1975年出版的《全国中草药汇编》收载3925种，1977年出版的《中药大辞典》收载5767种，而1999年出版的《中华本草》已经收载8980种药物。

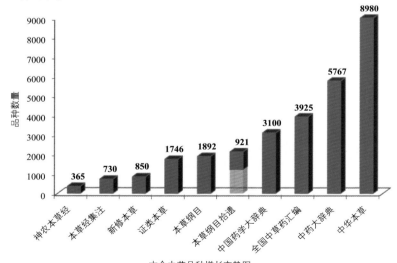

古今中药品种增长态势图

从上述示意图中不难看出药物品种的增加，在20世纪七八十年代有一个急剧的增长期，这与全国范围的中草药运动和全国第三次资源普查不无关系。据全国中药资源普查统计，中国药用植物有11146种，占药用植物、动物和矿物总数的90%，药用动物有1590种，药用矿物有80种。草药是中药的基础与后备军，中药与草药都是国际天然药物王国大家庭的成员。众多临床必不可少的中药如党参、三七、穿心莲、白花蛇舌草等原本都是"草根阶层"，后逐渐升华为《中国药典》所收载的中药。

三七（Panax notoginseng）原本产于广西山中，古时人们用它治疗跌打损伤及杖刑瘀血，军队中用它治疗刀箭创伤，但并未被《神农本草经》《新修本草》《证类本草》等主流本草著作收载。至明代，李时珍经临床应用和实际考察后，总结出"味微甘而苦，颇似人参之味"，将其作为新增药物，收载于《本草纲目》中，随后三七名声大震。随着现代植物分类学、化学、药理与临床研究的深入，三七也从早期的简单止血疗伤发展到现代用于治疗冠心病、心绞痛、脑血栓等心脑血管疾病。以三七为原料研制的中成药、保健品众多，三七步入了大雅之堂。

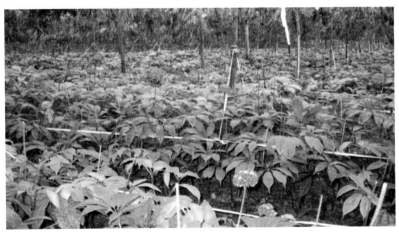

三七的规范化栽培基地

大家都听说过愚公移山的寓言，故事就发生在河南省济源县的王屋山下。2008年我们野外考察途径此地，被一片片的栽培植物所吸引。原来这就是药用植物王国的后起之秀冬凌草。

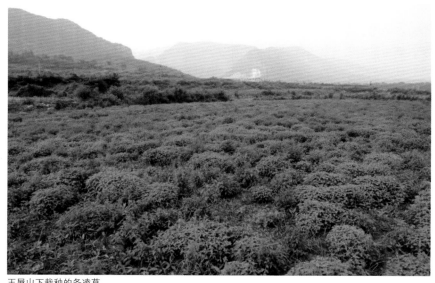
王屋山下栽种的冬凌草

王屋山下的唇形科植物冬凌草（Rabdosia rubescens），历代本草均未记载，当地山民每年夏秋采收一些冬凌草，悬于屋檐下，每有头疼脑热、伤风感冒、喉咙不适，便煮水以代茶饮。民间也用于治疗"噎嗝症"（食道癌），效果很好。20世纪70年代开始，全国多家科研单位对冬凌草进行了深入的研究，冬凌草被收入《中华人民共和国药典》（1977版），并入编《全国中草药汇编》。后来的研究证实了冬凌草的抗肿瘤活性，搞清了其有效成分，并制成制剂用于治疗食道癌和胃癌，取得较好效果。

冬凌草等民间草药的发掘是当年"中草药运动"的成果之一。1965年6月26日，毛泽东主席发出指示："把医疗工作的重点放到农村去。"即后来人常常提到的"六二六"指示。从1968年起，《人民日报》发表了系列"关于农村医疗卫生制度的讨论"文章，并逐渐提出了"中西医结合，开展群众性的草药草医运动"，从而拉开了全国中草药群众运动的序幕。

我父亲是北京的一位西医，当时也参加了"六二六医疗队"，到北京市最边远的山区密云与当地的赤脚医生一起调查中药资源，他也是从那时开始学习使用针灸与草药，开展中西医的配合治疗。

全国各地通过调查当地的中草药资源，收集民间使用草药的经验，一时间编写了大量的中草药手册。1968年卫生部组织了全国性的中草药展览，总结中草药运动的成就，并决定由中医研究院中药所牵头，成立一个全国性的编写组，将展出的中草药资料汇编成书，汇总全国中草药展览的成果。这就是《全国中草药汇编》的编写由来。

　　该书编写于1969年，1973年12月完稿，1975年由人民卫生出版社正式出版。恩师谢宗万先生是该书的主编。当时参加编写的人员有三十多位，其中既有从事植物分类或药物鉴定的专家学者，也有来自地方的中草药研究人员，还有知名中医。

　　这部《全国中草药汇编》是我国有史以来最大规模的一次中草药资讯汇编，在全国大搞中草药运动的基础上比较系统、全面地总结、整理了全国中草药关于认、采、种、养、制、用等方面的经验和当时有关国内外科研技术资料。全书分上下两册，上册为常用中药，下册以草药为主。共涉及正文2202种，附录1723种，连同附注中记载的中草药，总数在4000种以上。1977年又出版了《全国中草药汇编彩色图谱》，收载精美彩绘图1152幅。此三册合为一套，印刷八万余册，当时仅限国内发行。其收药之多、内容之丰富、材料之真实、编写之严谨认真，受欢迎程度之热烈均是前所未有的。1978年，该书获得了全国科学大会奖。在此之后，中药数目的迅猛增加，草药的加盟是一个重要的原因。

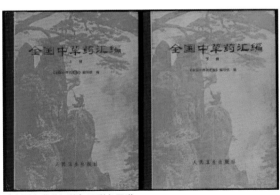
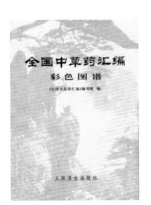

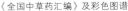
《全国中草药汇编》及彩色图谱

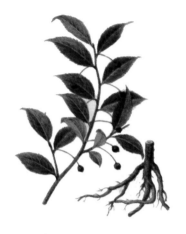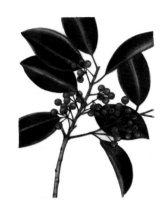

《全国中草药汇编彩色图谱》梅叶冬青（岗梅）和铁冬青（救必应）彩绘

　　我早年在学习本草学时，导师就谆谆教诲我说，民间蕴藏有大量的宝贵资源有待发掘。30年来，我外出考察，每到一处，一定去寻访民间草药摊，因此也获益良多。我们实验室近年收集到的草药手册就有400余种。这些看上去不起眼的民间医疗手册，虽然水平不一，风格各异，但其中有大量来自基层关于记述中药资源与疗效的宝贵第一手资料，似镶嵌在岩壁上的一颗颗宝石在闪烁。诚然，从草药成为常用的中药或开发成新药，有很多的后续工作要做，正如同沙里淘金一样，是一个漫长而艰巨的过程。正如公元340年东晋葛洪的《肘后备急方》提供青蒿截疟的思路，进而发现了青蒿素，这些草药手册是宝贵的信息资源，实为国家之宝，不容忽视。

　　2012年11月，百岁高龄的诚静蓉教授，也走完了她功德圆满的一生。我到香港浸会大学以后，她曾将自己收藏的中草药手册寄给我，希望对我的工作有所帮助。如今，两位中草药王国的老神仙均化蝶西去，但她们采集的植物标本和编著的植物学著作将继续为人类服务。

　　君若识草草为宝，识宝后继有来人。

各论

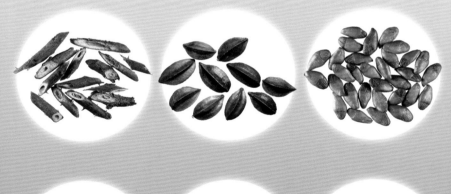

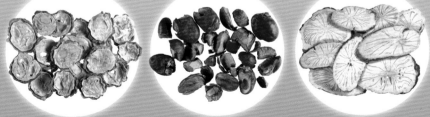

九里香
Jiulixiang

英文名 Murraya Jasminorage
学　名 *Murraya exotica* L.

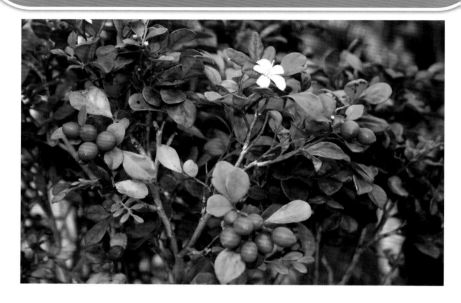

来　源　芸香科（Rutaceae）植物九里香*Murraya exotica* L.，其干燥叶和带叶嫩枝入药。中药名：九里香。

产　地　九里香属（*Murraya*）植物全世界约有12种，分布于亚洲热带、亚热带及澳洲东北部。中国约有9种、1变种，分布于中国南部地区，本属现供药用者约5种。本种分布于中国广东、广西、福建、海南、台湾等省区。

评注

　　九里香又名千里香、七里香等，花果均具有较高观赏价值。此外，九里香四季青翠，常被种植于园林。九里香木材坚硬致密，可制精细工艺品。九里香精油可作为化妆品香精、食品香精；叶可作调味香料。

药用历史 "九里香"药用之名，始载于《岭南采药录》。自古以来作九里香入药者系本属多种植物。《中国药典》(2015年版)收载本种为中药九里香的法定原植物来源种之一。主产于广东、广西、福建。

有效成分 九里香的叶含生物碱类、香豆素类、挥发油、黄酮类成分等，月橘烯碱为抗生育的主要活性成分之一。《中国药典》用显微鉴别和化学显色定性等为指标，以控制药材质量。

疗　效 药理研究表明，九里香具有雌激素样活性和抗菌等作用。中医理论认为九里香具有行气活血、散瘀止痛、解毒消肿等功效。

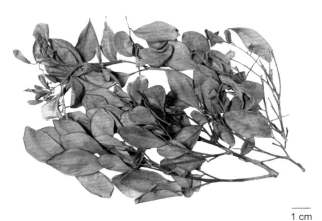

1 cm

药材：九里香 Murrayae Folium et Cacumen

《中国药典》还收载同属植物千里香 *Murraya paniculata* (L.) Jack. 为中药九里香的另一法定原植物来源种。

土荆芥
Tujingjie

英文名 Wormseed
学　名 *Chenopodium ambrosioides* L.

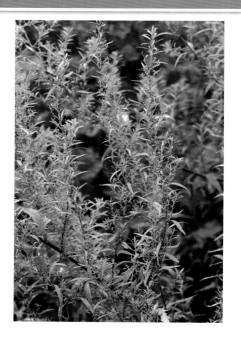

来　源　藜科（Chenopodiaceae）植物土荆芥 *Chenopodium ambrosioides* L.，其干燥带果穗全草入药。中药名：土荆芥。

产　地　藜属（*Chenopodium*）植物全世界约250种，遍及世界各地。中国有19种、2亚种，本属现供药用者约6种。本种分布于中国福建、广东、香港、广西、江西、浙江、江苏、湖南、四川、台湾等省区，多为野生，北方各省常有栽培；原产热带美洲，现在世界热带及温带地区广布。

评注

　　土荆芥不仅为传统草药，也是中美洲和南美洲的民间常用药，西班牙、墨西哥和秘鲁等地将其地上部分用于解痉、止吐、助消化、驱虫、通便和治疗胃病等。由于土

药用历史　"土荆芥"药用之名，始载于清《生草药性备要》。主产于中国南方地区。

有效成分　土荆芥的主要活性成分为挥发油。

疗　效　药理研究表明，土荆芥具有驱虫、抗菌、抗癌和促渗透的作用。中医理论认为土荆芥具有祛风除湿，杀虫止痒，活血消肿的功效。

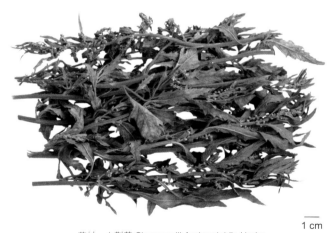

1 cm

药材：土荆芥 Chenopodii Ambrosioidis Herba

荆芥对霉菌、钩虫、蛔虫和虱蚤等有显著杀灭作用，除可用于人体外，也可作为天然杀虫剂，用于畜牧业和水产养殖业中。

大血藤
Daxueteng

英文名 Sargentgloryvine
学 名 *Sargentodoxa cuneata* (Oliv.)
Rehd. et Wils.

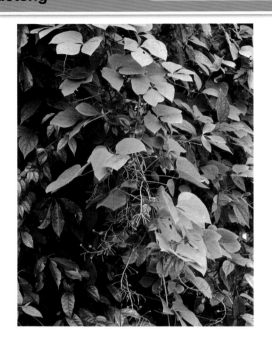

来　源　大血藤科（Sargentodoxaceae）植物大血藤 *Sargentodoxa cuneata* (Oliv.) Rehd. et Wils.，其干燥藤茎入药。中药名：大血藤。

产　地　大血藤属（*Sargentodoxa*）植物全世界仅1种，供药用，分布于中国华东、华中、华南至西南部，中南半岛北部也有分布。

评注

　　豆科（Leguminosae）植物密花豆 *Spatholobus suberectus* Dunn 的干燥藤茎，中药名为鸡血藤，异名大血藤，具有补血、活血、通络的功效。大血藤、鸡血藤

药用历史　大血藤以"血藤"药用之名，始载于《本草图经》。历代本草多有著录，古今药用品种一致。《中国药典》(2015年版)收载本种为中药大血藤的法定原植物来源种。主产于中国安徽、浙江、江西、湖南、湖北、广西等省区。

有效成分　大血藤含有蒽醌类、三萜类、木脂素类、酚酸类成分等。《中国药典》采用热浸法测定，规定大血藤醇溶性浸出物不得少于8.0%，以控制药材质量。

疗　效　药理研究发现，大血藤具有抗菌、抗缺氧、抑制血小板聚集等作用。

中医理论认为大血藤具有解毒消痈，活血止痛，祛风除湿，杀虫的功效。

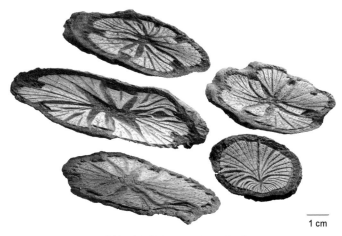

1 cm

药材：大血藤 Sargentodoxae Caulis

在部分地区混用或误用的现象非常普遍，但两者来源不同，功效主治也有较大差异，在临床应用中应区别对待。

小毛茛
Xiaomaogen

英文名 Catclaw Buttercup
学　名 *Ranunculus ternatus* Thunb.

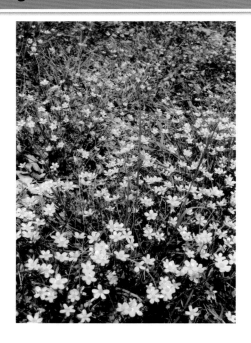

来　源　　毛茛科（Ranunculaceae）植物小毛茛 *Ranunculus ternatus* Thunb.，其干燥块根入药。中药名：猫爪草。

产　地　　毛茛属（*Ranunculus*）植物全世界约有400种，广布于温带和寒带地区，多数分布于亚洲、欧洲。中国约有78种、9变种，本属现供药用者约有9种。本种分布于中国广西、江苏、浙江、江西、湖南、安徽、湖北、河南、台湾等省区；日本也有分布。

评注
　　猫爪草商品药材主要来源于小毛茛的块根，中国安徽部分地区将肉根毛茛 *Ranunculus polii* Franch. 的根作为猫爪草收购使用。经药理实验证明，肉根毛茛和小毛茛的抗菌作用相似。

药用历史 小毛茛在中国中原地区习称猫爪草。民间用于治疗淋巴腺结核，用药历史较长。《中国药典》(2010年版)收载本种为中药猫爪草的法定原植物来源种。主产于中国河南信阳及驻马店地区。

有效成分 小毛茛主要活性成分为内酯类化合物。《中国药典》采用性状、组织特征鉴别，以控制药材质量。

疗　　效 药理研究表明，小毛茛具有抗结核杆菌和抗肿瘤等作用。中医理论认为猫爪草具有清热解毒，消肿散结等功效。

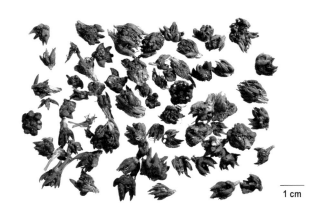

1 cm

药材：猫爪草 Ranunculi Ternati Radix

在小毛茛生长地区还有少量重瓣小毛茛 *Ranunculus teratus* var. *duplex* Makino et Nemoto 分布，其肉质块根也随小毛茛一起被采挖入药，有关其功效对比研究有待深入。

山奈
Shannai

英文名 Galanga Resurrectionlily
学　名 *Kaempferia galanga* L.

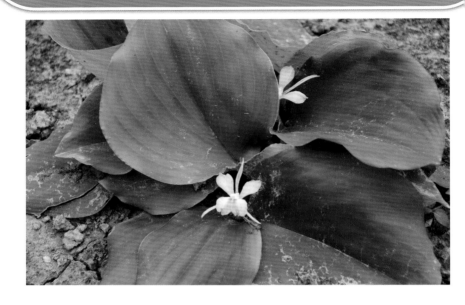

来　源　姜科（Zingiberaceae）植物山奈 *Kaempferia galanga* L.，其干燥根茎入药。中药名：山奈。

产　地　山奈属（*Kaempferia*）全世界约有70种，分布于亚洲热带地区及非洲。中国约有4种、1变种，分布于西南部至南部各省，本属现供药用者约有3种。本种在中国广东、广西、云南和台湾等省区有栽培；南亚至东南亚地区亦有分布。

评注

在山奈药材中常有品种混淆的情况，其中主要混淆品种为同属植物苦山奈 *Kaempferia marginata* Carey，分布于中国云南耿马、河口、景东和景谷等地，也见于泰国、缅甸，20世纪60年代曾在云南出现中毒事件。有研究表明，苦山奈的化学成分为苦山奈萜醇（marginatol）、8(14),15-isopimaradiene-6α-ol、

药用历史 山柰以"三赖"药用之名，始载于《本草品汇精要》，其后《本草纲目》也有较为详细的记述。《中国药典》(2010年版)收载本种为中药山柰的法定原植物来源种。山柰主要为栽培品，主产于中国广西、广东、云南、福建，台湾地区亦产。

有效成分 山柰主要含挥发油和黄酮类成分等，挥发油为指标性成分。《中国药典》采用挥发油测定法测定，规定山柰中挥发油的含量不得少于4.5% (mL/g)，以控制药材质量。

疗　效 药理研究表明，山柰具有抗肿瘤、杀虫、抗菌、抗病毒、舒张血管等作用。

中医理论认为山柰具有温中除湿，行气消食，止痛等功效。

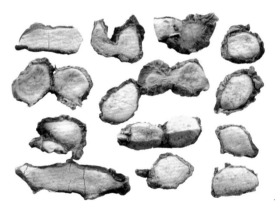

1 cm

药材：山柰 Kaempferiae Rhizoma

8(14),15−sanderacopimaradiene−1α,9α−diol、8(14),15−sanderacopimaradiene−1α,6β,9α−triol、吉马酮(germacrone)和对甲氧基肉桂酸乙酯等。山柰与苦山柰在成分上有差异，二者不能混用。

山柰除作药用外，也可作为香味调料的原料。

千日红
Qianrihong

英文名 Globe Amaranth
学　名 *Gomphrena globosa* L.

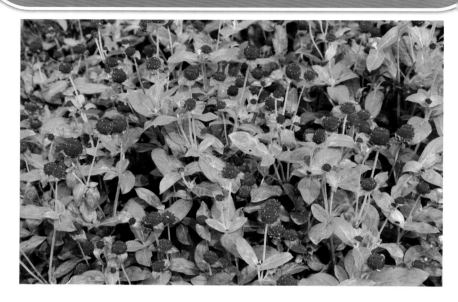

来　源　苋科（Amaranthaceae）植物千日红*Gomphrena globosa* L.，其干燥头状花序或全草入药。中药名：千日红。

产　地　千日红属（*Gomphrena*）植物全世界约100种，主要分布于美洲热带，有些种分布于大洋洲及马来西亚。中国仅有2种，均供药用。本种中国南北各省均有栽培，原产美洲热带。

评注
　　千日红为常见观赏花卉，其头状花序含天然红色素经久不变。该色素在抗坏血酸、葡萄糖、蔗糖、淀粉、柠檬酸及几种金属离子的影响下性质仍较稳定，可用于食品、保健品及化妆品中，为较好的天然色素资源。

药用历史 千日红始载于清代园艺学著作《花镜》，清代植物学著作《植物名实图考》也有记载。近现代才开始药用。

有效成分 千日红主要含花色素苷类和黄酮苷类化合物。

疗　效 药理研究表明，千日红具有祛痰、平喘的作用。
民间经验认为千日红具有止咳定喘，清肝明目，解毒的功效。

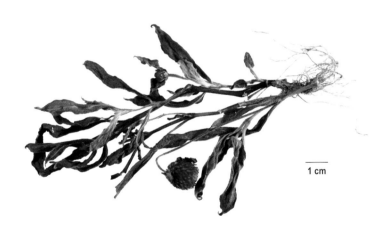

1 cm

药材：千日红 Gomphrenae Globosae Herba

千年健
Qiannianjian

英文名 Obscured Homalomena
学　名 *Homalomena occulta* (Lour.) Schott

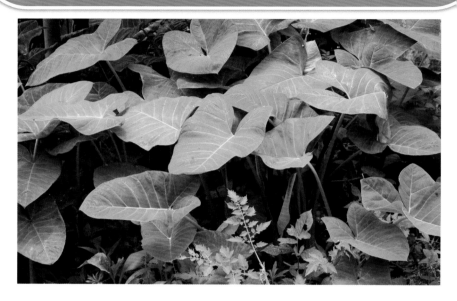

来　源　天南星科（Araceae）植物千年健 *Homalomena occulta* (Lour.) Schott，其干燥根茎入药。中药名：千年健。

产　地　千年健属（*Homalomena*）植物全世界约有140种，分布于亚洲和美洲热带。中国约有3种，分布于西南、华南和台湾等地区，均可供药用。本种分布于中国海南岛、广西西南部至东部、云南南部至东南部。

药用历史　"千年健"药用之名，始载于《本草纲目拾遗》。《中国药典》（2015年版）收载本种为中药千年健的法定原植物来源种。主产于中国广西、云南等地。

评注

　　《植物名实图考》大血藤项下，曾误引《简易草药》"大血藤即千年健"，以致后人常将千年健误名为大血藤 *Sargentodoxa cuneata* (Oliv.) Rehd. et Wils.，两者基原不同，使用时应加以区别。

有效成分 千年健的主要化学成分为挥发油，是抗菌、抗病毒的有效成分之一。此外，千年健还含有倍半萜类化合物。《中国药典》采用热浸法测定，规定大血藤中醇溶性浸出物不得少于8.0%，以控制药材质量。

疗　效 药理研究表明，千年健具有抗菌、抗病毒、抗炎镇痛、抗组胺、抗凝血等作用。

中医理论认为千年健有祛风湿，健筋骨的功效。

千年健亦为中国瑶族民间草药，用于治疗跌打损伤、骨折、外伤出血、四肢麻木、筋脉拘挛、风湿腰腿痛、类风湿关节炎、胃痛、肠胃炎和痧症等病症。

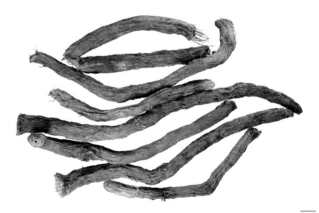

药材：千年健 Homalomenae Rhizoma

—— 1 cm

千里光
Qianliguang

英文名 Climbing Groundsel
学　名 *Senecio scandens* Buch. -Ham. ex D. Don

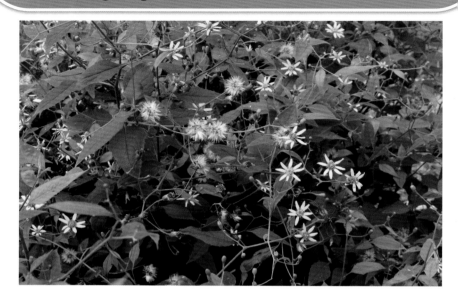

来　源　菊科（Compositae）植物千里光 *Senecio scandens* Buch. – Ham. ex D. Don，其干燥地上部分入药。中药名：千里光。

产　地　千里光属（*Senecio*）植物全世界约有1000种，除南极洲外遍布全世界。中国有63种。现供药用者约有18种。本种分布于中国西藏、陕西、湖北、四川、贵州、云南、安徽、浙江、江西、福建、湖南、广东、香港、广西、台湾等省区；印度、尼泊尔、不丹、缅甸、泰国、菲律宾和日本均有分布。

评注

千里光的常见混淆中药品种有：菊科植物大头艾纳香*Blumea megacephala* (Randeria) Chang et Tseng及陀螺紫菀 *Aster turbinatus* S. Moore等。

药用历史 千里光以"千里及"药用之名，始载于《本草纲目拾遗》。历代本草多有著录。《中国药典》(2015年版)收载本种为中药千里光的原植物来源种。主产于中国江苏、浙江、广西、四川等省。

有效成分 千里光主要含生物碱类、黄酮类、三萜类、蓝花楹酮苷类、挥发油等成分。《中国药典》以高效液相色谱–质谱法测定，规定千里光中阿多尼弗材碱的含量不得超过0.004%，以控制药材质量。

疗　效 药理研究表明，千里光具有抗菌、抗氧化、抗病毒等作用。中医理论认为千里光具有清热解毒，清肝明目，杀虫止痒的功效。

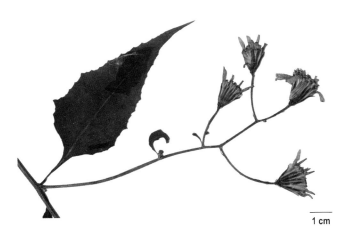

1 cm

药材：千里光 Senecionis Scandentis Herba

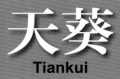

天葵
Tiankui

英文名 Muskroot-like Semiaquilegia
学　名 *Semiaquilegia adoxoides* (DC.)
Makino

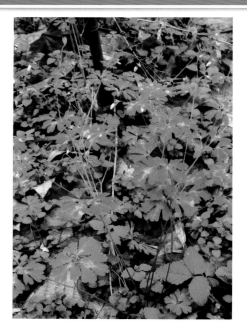

来　源　毛茛科（Ranunculaceae）植物天葵 *Semiaquilegia adoxoides*
(DC.) Makino，其干燥块根入药。中药名：天葵子。

产　地　天葵属（*Semiaquilegia*）植物全世界仅有1种，供药用。分布
于中国长江流域的亚热带地区及日本。

评注

　　天葵的全草入药，名天葵草。功能：解毒消肿，利水通淋。主治：瘰疬痈肿，蛇虫咬伤，疝气，小便淋痛。

　　天葵的种子入药，名千年老鼠屎种子。功能：解毒，散结。主治：乳痈肿痛，瘰疬，疮毒，妇人血崩，带下，小儿惊风。

药用历史 "天葵"药用之名，始载于《本草图经》。历代本草多有著录，古今药用品种一致。《中国药典》(2015年版)收载本种为中药天葵子的法定原植物来源种。主产于中国湖北、湖南、江苏等省。

有效成分 天葵子主要含生物碱类、二萜类、氰苷类和苯并呋喃类成分等。《中国药典》以性状、荧光检查、化学定性为指标，以控制药材质量。

疗　效 药理研究表明，天葵的块根具有抗菌作用。
中医理论认为天葵子具有清热解毒，消肿散结等功效。

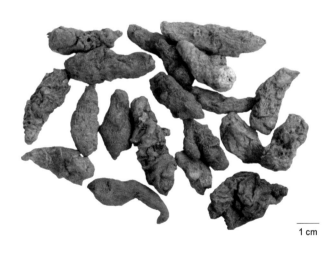

1 cm

药材：天葵子 Semiaquilegiae Radix

天葵的乙醇提取液对小菜蛾具有很好的拒食活性。对小菜蛾的幼虫、化蛹和羽化均有影响，可作为天然杀虫剂进行研究开发。

天葵在民间被用于治疗腮腺炎，疗效显著，但迄今尚缺乏系统的药理研究，值得深入探讨。

木豆

Mudou

英文名 Pigeonpea
学　名 *Cajanus cajan* (L.) Millsp.

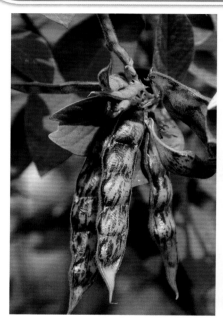 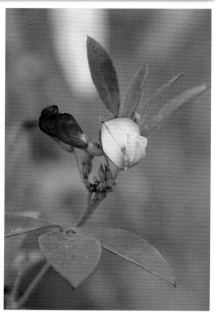

来　源　豆科（Leguminosea）植物木豆*Cajanus cajan* (L.) Millsp.，其干燥叶入药。中药名：木豆叶。

产　地　木豆属（*Cajanus*）植物全世界约有32种，主要分布于热带亚洲、澳洲和非洲的马达加斯加。中国约有7种、1变种，分布于南部及西南部，引入栽培1种。仅本种供药用。本种分布于中国云南、四川、江西、湖南、广西、广东、海南、浙江、福建、江苏、台湾等省区；原产地为印度，现世界热带和亚热带地区广为栽培。

评注

　　木豆的种子和根在中国南方地区也是民间常用药，分别称：木豆、木豆根。种子入药有利湿，消肿，散瘀，止血的功效。根入药有清热解毒，利湿，止血的功效。木豆的种子在中国福建南部部分地区作赤小豆入药，与赤小豆有类似的功效。

药用历史 木豆为中国广东地区惯用中药。以"观音豆"药用之名，始载于《泉州本草》。《广东省中药材标准》收载本种为中药木豆叶的原植物来源种。主产于中国广东、广西、福建、台湾等省区。

有效成分 木豆主要含黄酮类、异黄酮类等成分。

疗 效 药理研究表明，木豆具有抗红血球镰状化、降血脂、抗炎、镇痛等作用。
民间经验认为木豆叶具有清热解毒，消肿止痛的功效。

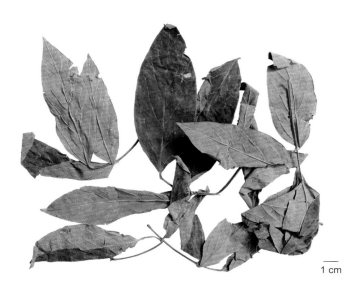

1 cm

药材：木豆叶 Semen Cajani Cajani Folium

木豆是唯一可食的木本豆类，发源于印度次大陆，已有2000余年的栽培历史，大约在1500年前由印度传入中国，主要作紫胶虫的寄生树生产紫胶。

木棉
Mumian

英文名 Silk Cotton Tree
学　名 *Bombax malabaricum* DC.

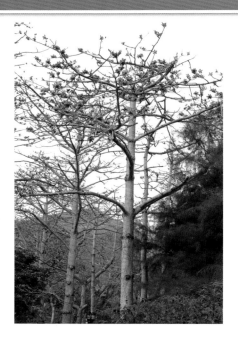

来　源　木棉科（Bombacaceae）植物木棉*Bombax malabaricum* DC.，其干燥花入药。中药名：木棉花。

产　地　木棉属（*Bombax*）植物全世界约有50种，主要分布于美洲热带，少数产于亚洲热带、非洲和大洋州。中国现仅有2种，分布于南部和

评注

　　除木棉花外，木棉的树皮也供药用，中药名：木棉皮（广东海桐皮），具有清热解毒、散瘀止血的功效，主治风湿痹痛，泄泻，痢疾，慢性胃炎，崩漏下血，疮疖肿痛。木棉的根或根皮亦供药用，中药名：木棉根，具有祛风除湿、清热解毒、散结止痛的功效，主治风湿痹痛，胃痛，赤痢，产后浮肿，跌打损伤。在国外民间医学中，木棉树脂还用于治疗急性痢疾、肺结核咯血；树叶用于降血糖。

西南部，本属现供药用者仅有本种。本种分布于中国云南、四川、广东、香港、福建、台湾等省区；印度、斯里兰卡至菲律宾及澳洲北部也有分布。

药用历史 "木棉"药用之名，始载于《本草纲目》。历代本草多有著录，古今药用品种基本一致。《中国药典》（2015年版）收载本种为中药木棉花的原植物来源种。主产于中国广东、广西、海南、福建、台湾及西南等地区。

有效成分 木棉主要含花色素类、黄酮类、倍半萜类、三萜类成分。

疗 效 药理研究表明，木棉具有抗炎、抗肿瘤、降血压、保肝等作用。中医理论认为木棉花具有清热，利湿，解毒，止血的功效。

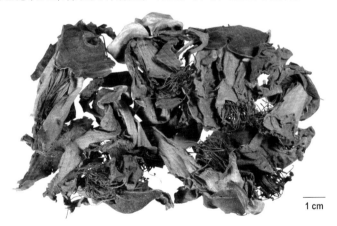

1 cm

药材：木棉花 Gossampim Flos

有报道指出，木棉皮（广东海桐皮）容易与海桐皮混淆。海桐皮的来源为豆科（Lequminosea）植物刺桐 *Erythrina variegata* L. 或乔木刺桐 *E. arborescens* Roxb. 的干燥树皮或根皮，木棉皮与海桐皮功效不同，使用时需要仔细鉴别。

木棉树形高大，为先花后叶树种，花大艳红，是中国南方城市常见行道树。但木棉果实内棉毛（果实的白色棉花样纤维）会引起呼吸道和皮肤过敏，应值得注意。

木贼
Muzei

英文名 Rough Horsetail
学　名 *Equisetum hyemale* L.

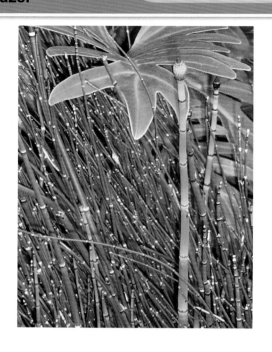

来　源　木贼科（Equisetaceae）植物木贼*Equisetum hyemale* L.，其干燥地上部分入药。中药名：木贼。

产　地　木贼属（*Equisetum*）植物全世界约有25种，全球广布。中国约有10种、3亚种，本属现供药用者约5种。本种主要分布于中国东北、华北及西北各省区；从北美西部至日本、朝鲜半岛，从俄罗斯到欧洲均有分布。

评注

　　木贼属植物多具有较强的药理活性，除本种外，多毛木贼*Equisetum myriochaetum* Schlecht. et Cham.在墨西哥传统医学中用于治疗肾病和2型糖尿病。实验证明，多毛木贼地上部分的水和丁醇提取物的降血糖效果较好。日本产植物

药用历史 "木贼" 药用之名，始载于《嘉祐本草》。历代本草多有著录，古今药用品种一致。《中国药典》（2015年版）收载本种为中药木贼的法定原植物来源种。主产于中国辽宁、吉林、黑龙江、陕西和湖北等省，辽宁产者质佳。

有效成分 木贼主要含黄酮类和挥发油成分。《中国药典》采用高效液相色谱法测定，规定木贼中山奈素的含量不得少于0.20%，以控制药材质量。

疗　效 药理研究表明，木贼具有降血压、降血脂和抗氧化等作用。中医理论认为木贼具有疏风散热，明目退翳，止血的功效。

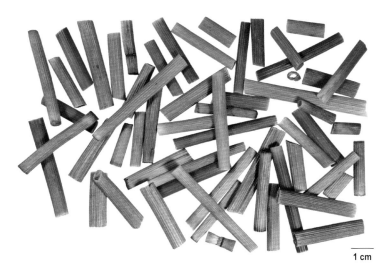

1 cm

药材：木贼 Equiseti Hyemalis Herba

巨木贼 *E. giganteum* L. 的醇提取物有保护皮肤的作用。以巨木贼为主要成分的皮肤外用剂可减轻色素沉着，增白，预防皮肤粗糙，治疗或控制皮肤炎症及牛皮癣等。

木蝴蝶

Muhudie

英文名 Indian Trumpet Flower
学　名 *Oroxylum indicum* (L.) Vent.

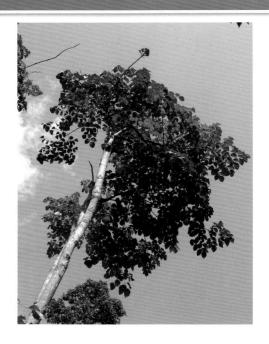

来　源　紫葳科（Bignoniaceae）植物木蝴蝶 *Oroxylum indicum* (L.) Vent.，其干燥成熟种子入药。中药名：木蝴蝶。

产　地　木蝴蝶属（*Oroxylum*）植物全世界约有2种，分布于越南、老挝、泰国、缅甸、印度、马来西亚、斯里兰卡。中国有1种，供药用。本种分布于中国福建、广东、香港、广西、四川、云南、贵州、台湾等省区，越南、老挝、泰国、柬埔寨、缅甸、印度、马来西亚、菲律宾、印度尼西亚也有分布。

评注

　　木蝴蝶除其干燥成熟种子作为木蝴蝶入药外，其叶、茎皮和根均可入药。木蝴蝶的叶、茎皮和根均含多种黄酮类成分，并具有多种药理活性。

药用历史 木蝴蝶以"千张纸"药用之名，始载于《滇南本草》。历代本草多有著录，古今药用品种一致。《中国药典》(2015年版)收载本种为中药木蝴蝶的法定原植物来源种。主产于中国云南、广西、贵州。

有效成分 木蝴蝶主要含黄酮类和异黄酮类成分。《中国药典》采用高效液相色谱法测定，规定木蝴蝶中木蝴蝶苷B的含量不得少于2.0%，以控制药材质量。

疗　效 药理研究表明，木蝴蝶具有抗炎、抗菌、抗白内障、抗溃疡、抗诱变等作用。
中医理论认为木蝴蝶有清肺利咽，疏肝和胃的功效。

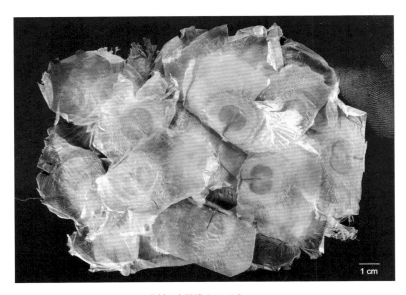

1 cm

药材：木蝴蝶 Oroxyli Semen

水茄
Shuiqie

英文名 Tetrongan
学　名 *Solanum torvum Sw.*

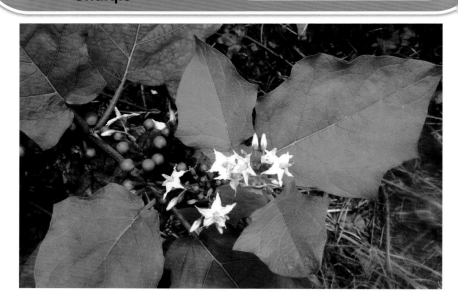

来　源　茄科（Solanaceae）植物水茄 *Solanum torvum* Swartz，其干燥茎及根入药。中药名：金钮扣。

产　地　茄属（*Solanum*）植物全世界约有2000种，主要分布于热带、亚热带地区，少数可达到温带地区。中国约有39种、14变种，本属现供药用约有21种、1变种。本种分布于中国云南、广东、香港、广西和台湾；印度、缅甸、泰国、菲律宾、马来西亚、美洲热带也广泛分布。

评注

目前水茄的化学与药理活性研究较少。

中国云南地区将水茄的果实作为传统野菜食用，值得进一步开发研究。

药用历史 "金钮扣"药用之名，始载于《全国中草药汇编》。《广东省中药材标准》收载本种为中药金钮扣的原植物来源种。主产于中国福建、广西、广东、云南、贵州及台湾等省区。

有效成分 水茄主要含固醇类、固醇皂苷类、固醇生物碱类等成分。药理研究表明，水茄的茎及根具有抗肿瘤、抗菌、抗病毒、抗炎等作用。

疗 效 中医理论认为金钮扣具有消炎解毒，消肿散结，散瘀止痛的功效。

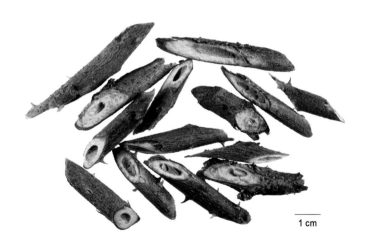

1 cm

药材：金钮扣 Solani Torvi Ramulus

水翁
Shuiweng

英文名 Operculate Cleistaealyx
学　名 *Cleistocalyx operculatus*
(Roxb.) Merr. et Perry

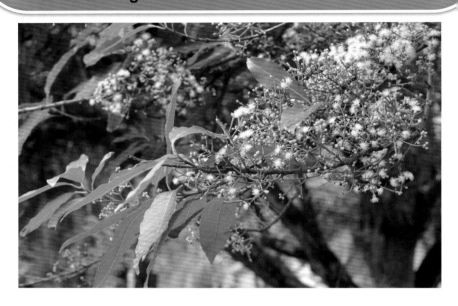

来　源　桃金娘科（Myrtaceae）植物水翁 *Cleistocalyx operculatus*
(Roxb.) Merr. et Perry，其干燥花蕾入药。中药名：水翁花。

产　地　水翁属（*Cleistocalyx*）植物全世界约有20种，主要分布于亚
洲热带地区和澳洲。中国有2种，分布于广东、广西和云南等地，本属现
供药用者约有1种。本种分布于中国广东、香港、广西和云南等省区；中
南半岛、印度、马来西亚、印度尼西亚及澳洲也有分布。

评注
　　除花蕾外，水翁的叶用作中药水翁叶；水翁的皮用作水翁皮，均具有清热消滞，
解毒杀虫，燥湿止痒的功效，主治湿热泻痢，食积腹胀，脚气湿烂，湿疹，烧烫伤等。
　　水翁皮在中国广东又用作"土荆皮"，《中国药典》（2015年版）收载的土荆皮来源

药用历史 水翁以"水翁花"药用之名，始载于《岭南采药录》。中国广东省习惯在夏季将其煎作凉茶饮以解暑。《广东省中药材标准》收载本种为水翁花的原植物来源种。主产于中国广东、海南、广西、云南、台湾等省区。

有效成分 水翁主要含查耳酮类、黄酮类、挥发油成分。

疗 效 药理研究表明，水翁具有抗菌、抗肿瘤、抗氧化等作用。中医理论认为水翁花具有清热解毒，祛暑生津，消滞利湿的功效。

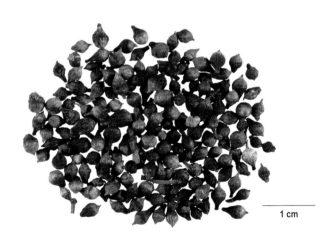

1 cm

药材：水翁花 Cleistocalycis Flos

于松科植物金钱松 *Pseudolarix* amabilis（Nelson）Rehd. 的干燥根皮或近根树皮。这两种树皮均有止痒、杀虫作用。金钱松系中国特产，属国家二级保护植物之一。

牛至
Niuzhi

英文名 Oregano
学　名 *Origanum vulgare* L.

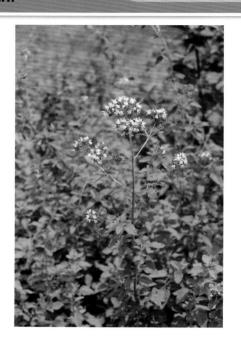

来　源　唇形科（Labiatae）植物牛至 *Origanum vulgare* L.，其干燥全草入药。中药名：牛至。

产　地　牛至属（*Origanum*）植物全世界有 15 ～ 20 种，分布于地中海至中亚。中国有 1 种，供药用。本种广泛分布于中国各地，欧洲、亚洲及北非亦有分布。

评注

　　牛至在本草书中常与香薷、茵陈混淆。在贵州、四川等地作土香薷用。在湖南、广西等地以其带花的枝叶作土茵陈用，江西称为白花茵陈。临床使用时，应注意辨别，以保证用药安全。

　　在欧洲，牛至也深受人们喜爱，其拉丁属名来源于希腊语"oros"和"ganos"，

药用历史　牛至以"江宁府茵陈"药用之名，始载于《本草图经》。历代本草多有著录，古今药用品种一致。《中国药典》(1977年版)曾收载本种为中药牛至的法定原植物来源种。主产于中国云南、四川、贵州等省。

有效成分　牛至主要含黄酮类和有机酸类成分等。

疗　效　药理研究表明，牛至具有抗微生物、调节免疫系统、抗氧化、抗肿瘤、抗炎、抗高血糖等作用。
中医理论认为牛至具有解表，理气，清暑，利湿的功效。

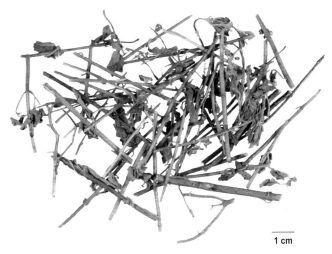

1 cm

药材：牛至 Origani Vulgaris Herba

意为"山区的魅力"或"山区的喜悦"。在中东地区，人们将其用于治疗神经痛。另外，牛至叶对刀伤有特殊疗效，全草可提取芳香油，除供调配香精外，亦可作酒曲配料。
　　牛至中提取的牛至油所含有的植物复合酚类具有良好的抗菌作用。牛至不仅有很高的药用价值，而且在养殖业上也作为饲料添加剂来使用。牛至还是很好的蜜源植物。

毛茛
Maogen

英文名 Japanese Buttercup
学　名 *Ranunculus japonicus* Thunb.

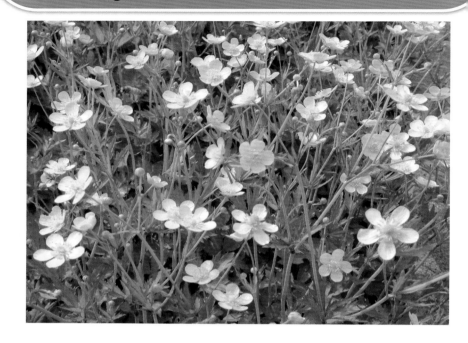

来　源　毛茛科（Ranunculaceae）植物毛茛 *Ranunculus japonicus* Thunb.，其带根的全草（新鲜或干燥）入药。中药名：毛茛。

产　地　毛茛属（*Ranunculus*）植物全世界约有400种，广布于温带和寒温带地区，多数分布于亚洲和欧洲。中国约有78种、9变种，本属现供药用者约有9种。本种分布于中国各省区（西藏除外）；朝鲜半岛、日本、俄罗斯远东地区也有分布。

评注

　　毛茛有抗炎、镇痛及抗肿瘤活性，但由于其活性成分原白头翁素有较强的毒性，故一般外用，不作内服。由于原白头翁素对蟋蟀、蚱蜢、黏虫和毛虫有杀灭作用，还可抑制水稻弯孢霉菌、水稻白叶枯病菌和小麦赤霉病菌的菌丝扩展，可作为天然农药。

药用历史 "毛茛"药用之名，始载于《本草纲目拾遗》。历代本草多有著录，古今药用品种一致。除西藏外中国各地均产。

有效成分 毛茛主要活性成分为原白头翁素及其二聚物白头翁素，还有香豆素类、黄酮类成分等。

疗 效 药理研究表明，毛茛具有舒张平滑肌、抗病原体和抗肿瘤等作用。
中医理论认为毛茛具有退黄，定喘，截疟，镇痛和退翳等功效。

1 cm

药材：毛茛 Ranunculus Japonici Herba

巴戟天
Bajitian

英文名 Medicinal Indian Root
学　名 *Morinda officinalis* How

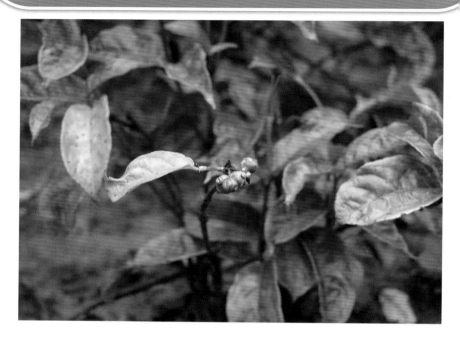

来　源　茜草科（Rubiaceae）植物巴戟天*Morinda officinalis* How，其干燥根入药。中药名：巴戟天。

产　地　巴戟天属（*Morinda*）植物全世界约102种，分布于热带、亚热带和温带地区。中国有26种、1亚种、6变种，分布于西南、华南、东南和华中等长江流域以南各省区，本属现供药用者约5种。本种分布于中国福建、广东、海南、广西等省区的热带和亚热带地区。

评注
　　巴戟天是重要的补肾壮阳中药之一，亦是中国著名的四大南药之一。长期以来，当地居民有"与肉同煲"的食用习惯，是常见的药食两用品种。
　　巴戟天生产周期长，一般需种植4年以上方可采收。目前，在中国广东德庆县已

药用历史　"巴戟天" 药用之名，始载于《神农本草经》，列为上品。历代本草多有著录。不同历史时期巴戟天的主流品种有所不同，本种为清末发展出的新品种，由于其助阳作用明显，现已成为市售商品的主流品种。《中国药典》（2015年版）收载本种为中药巴戟天的法定原植物来源种。主产于广东高要、德庆及广西苍梧、百色等地区，福建南部诸县亦产。

有效成分　巴戟天根含蒽醌类、环烯醚萜苷类和低聚糖类等成分。《中国药典》采用高效液相色谱法测定，规定耐斯糖含量不得少于2.0%，以控制药材质量。

疗　效　药理研究表明，巴戟天的根具有抗抑郁、提高机体机能、增强免疫、促进骨骼生长等作用。

中医理论认为巴戟天具有补肾阳，强筋骨，祛风湿等功效。

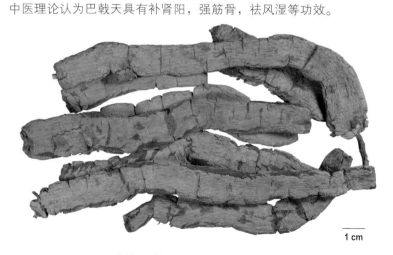

1 cm

药材：巴戟天 Morindae Officinalis Radix

有GAP种植基地。但是据报道，不同栽培品种的巴戟天在遗传水平和化学成分方面均有差异，选种栽培时应注意种质资源的选择。

石仙桃

Shixiantao

英文名 Chinese Pholidota
学　名 *Pholidota chinensis* Lindl.

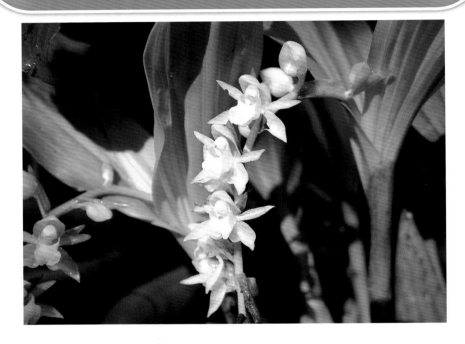

来　源　兰科（Orchidaceae）植物石仙桃 *Pholidota chinensis* Lindl.，其新鲜或干燥全草及假鳞茎入药。中药名：石仙桃。

产　地　石仙桃属（*Pholidota*）植物全世界约30种，分布于亚洲热带、亚热带南缘地区，南至澳洲及太平洋岛屿。中国约有14种，分布于西南、华南至台湾，本属现供药用者约4种。本种分布于中国浙江、福建、广东、香港、海南、广西、贵州、云南和西藏等省区；越南及缅甸也有分布。

评注

　　近年来，中药市场上有将石仙桃混为石斛入药者，称"叶上果"。二者化学成分不同，功能、主治各异，应严格区分以确保临床用药安全有效。

　　除石仙桃外，同属的云南石仙桃 *Pholidota yunnanensis* Rolfe.、节茎石仙桃 *P.*

药用历史 "石仙桃"药用之名，始载于《生草药性备要》，是中国南方及西南等省常用草药。主产于中国广东、广西、浙江、江西、福建、海南、云南、台湾等省区。

有效成分 石仙桃主要含三萜类和苷类成分。

疗　效 药理研究表明，石仙桃具有麻醉、镇痛、抗炎、抗疲劳、抗缺氧等作用。

民间经验认为石仙桃具有养阴润肺，清热解毒，利湿，消瘀的功效。

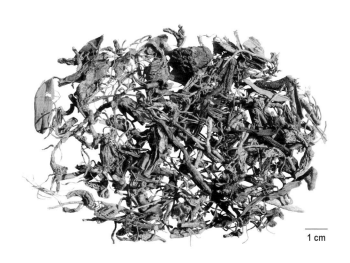

1 cm

药材：石仙桃 Pholidotae Chinensis Herba et Pseudobulbus

---

articulata Lindl.、宿苞石仙桃*P. imbricata* Hook. 及细叶石仙桃*P. cantonensis* Rolfe. 也作石仙桃药用。

石仙桃属植物还具有很高的观赏价值。

田基黄
Tianjihuang

英文名 Japanese St. John's Wort
学　名 *Hypericum japonicum* Thunb.

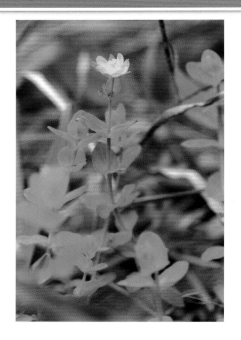

来　源　藤黄科（Guttiferae）植物田基黄 *Hypericum japonicum* Thunb. ex Murray，其干燥全草入药。中药名：地耳草。

产　地　金丝桃属（*Hypericum*）植物全世界约有400种，除南北两极地或荒漠地区及大部分热带低地外，世界广布。中国约有55种、8亚种，分布几遍全国各地，主要集中在西南地区，现供药用者约有21种、2变种。本种分布于中国辽宁、山东至长江以南各省区；日本、朝鲜半岛、尼泊尔、新西兰及夏威夷等地也有分布。

评注

　　田基黄的混淆品种主要有小二仙草科植物小二仙草 *Haloragis micrantha*（Thunb.）R. BR. ex Sieb et Zucc. 和玄参科植物直立婆婆纳 *Veronica arvensis* L.。小二仙草在非花果期，形态与田基黄相似，在湖南、湖北、安徽等地用作田基黄。

药用历史 田基黄以"地耳草"药用之名，始载于《植物名实图考》。《中国药典》(1977年版)、《广东省中药材标准》收载本种为中药地耳草的原植物来源种。主产中国广东、江苏、浙江、福建、湖南、江西等省。

有效成分 田基黄主要含酚类、咕吨酮类、黄酮类、挥发油等成分。

疗　效 药理研究表明，田基黄具有抑菌、保肝、抗肿瘤、提高机体免疫功能等作用。
中医理论认为地耳草具有清热利湿，散瘀解毒的功效。

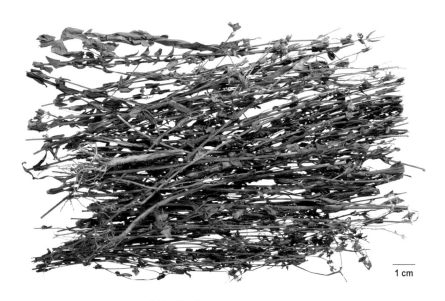

1 cm

药材：地耳草 Hyperici Japonici Herba

田基黄作为食疗配方，常用于肝炎病的家庭调治。

白木香
Baimuxiang

英文名 Chinese Eaglewood
学　名 *Aquilaria sinensis* (Lour.) Gilg

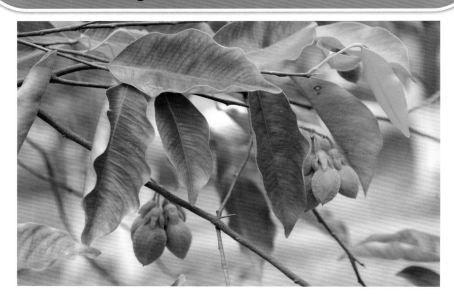

来　源　瑞香科（Thymelaeaceae）植物白木香 *Aquilaria sinensis* (Lour.) Gilg，其含有树脂的木材入药。中药名：沉香。

产　地　沉香属（*Aquilaria*）植物全世界约有15种，分布于中国、缅甸、泰国、老挝、柬埔寨、印度、马来西亚、苏门答腊、加里曼丹等地。中国仅有2种，均可供药用。本种分布于中国广东、香港、广西、福建、海南等省区。

评注

　　同属植物沉香 *Aquilaria agallocha* (Lour.) Roxb. 的含木脂木材亦作沉香入药，主产于印度尼西亚和马来西亚。目前中药沉香的药理研究多集中在沉香，而关于白木香的研究较少。因临床使用多以白木香为主，应加强白木香的化学、药理疗效研究。

　　沉香为中国广东十大道地药材之一，也是中国、日本、印度以及其他东南亚国家

药用历史 "沉香" 药用之名，始载于《名医别录》，列为上品。历代本草多有著录，古今用药品种一致。《中国药典》(2015年版) 收载本种为中药沉香的法定原植物来源种。主产于中国海南、广西、广东等省区。

有效成分 白木香主要含色酮类和倍半萜类化合物。《中国药典》采用高效液相色谱法测定，规定沉香四醇的含量不得少于0.10%，以控制药材质量。

疗 效 药理研究表明，白木香具有解痉、镇静、镇痛、抗菌等作用。中医理论认为沉香具有行气止痛，温中止呕，纳气平喘的功效。

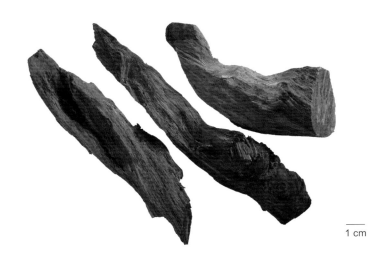

———
1 cm

药材：沉香 Aquilariae Lignum Resinatum

的传统名贵药材和天然名贵香料。

白木香已证明可与沉香一样药用，应加强白木香的人工产香和取香的研究。

香港名称之由来：有"运香之港"之说，所运香木为东莞所产之白木香。1997年为纪念香港回归祖国，在深圳仙湖植物园用1997棵白木香组成一幅中国地图。

白豆蔻

Baidoukou

英文名 Whitefruit Amomum
学　名 *Amomum kravanh* Pierre ex Gagnep.

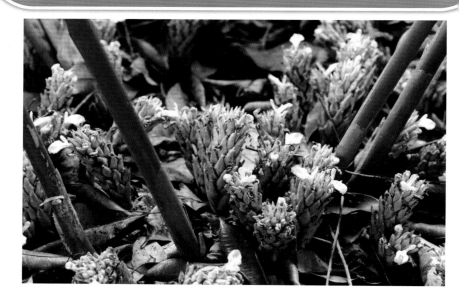

来　源　姜科（Zingiberaceae）植物白豆蔻*Amomum kravanh* Pierre ex Gagnep.，其干燥成熟果实入药。中药名：豆蔻。

产　地　豆蔻属（*Amomum*）植物全世界约有150种，分布于亚洲、澳洲的热带地区。中国约有24种、2变种，分布于南方省区，本属现供药用者约11种、1变种。本种在中国云南、广东等省区有栽培；原产于柬埔寨、泰国。

评注

《中国药典》还收载同属植物爪哇白豆蔻*Amomum compactum* Soland ex Maton 为豆蔻的法定原植物来源种。白豆蔻为中国大宗进口商品，目前已在云南等地引种成功，应积极大量发展。

药用历史 "白豆蔻"药用之名，始载于《开宝本草》。历代本草多有著录。古时豆蔻有两类，进口者与现今豆蔻一致，国产者指山姜属植物草豆蔻*Alpinia katsumadai* Hayata 的种子团。《中国药典》(2015年版)收载本种为中药豆蔻的法定原植物来源种之一。主产于泰国和中国海南、云南等地。

有效成分 白豆蔻的主要活性成分为挥发油。《中国药典》采用挥发油测定法测定，规定豆蔻仁挥发油含量不得少于5.0% (mL/g)；采用气相色谱法测定，规定豆蔻仁中桉油精含量不得少于3.0%，以控制药材质量。

疗　效 药理研究表明，白豆蔻具有促进胃肠运动、抗炎等作用。中医理论认为豆蔻具有化湿消痞，行气温中，开胃消食的功效。

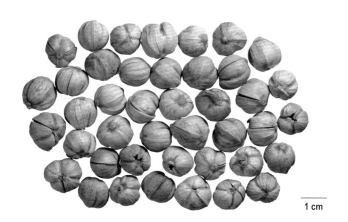

1 cm

药材：豆蔻 Amomi Rotundus Fructus

山姜属植物滑叶山姜*Alpinia tonkinensis* Gagnep.、多花山姜*A. polyantha* D. Fang，以及小豆蔻属植物小豆蔻*Elettaria cardamomum* (L.) Maton.等的干燥成熟果实也常与白豆蔻混用。为保证用药安全有效，应当注意鉴别。

白花蛇舌草
Baihuasheshecao

英文名 Spreading Hedyotis

学　名 *Oldenlandia diffusa* (Willd.) Roxb.

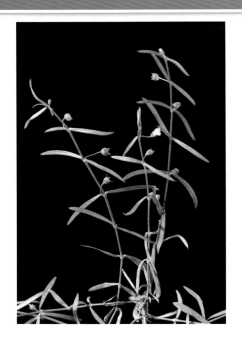

来　源　茜草科（Rubiaceae）植物白花蛇舌草 *Hedyotis diffusa* Willd.，其干燥全草入药。中药名：白花蛇舌草。

产　地　耳草属（*Hedyotis*）植物全世界约有699种，主要分布于热带和亚热带地区。中国约有62种、7变种，主要分布于长江以南各省区；其中广东、海南、云南等地区为本属植物特有种的分布中心。本属现供药用者约有17种。本种分布于中国广东、香港、广西、海南、安徽、云南等省区；在亚洲热带、尼泊尔，东至日本亦有分布。

评注

　　20世纪60年代以来，白花蛇舌草逐渐从中国民间草药发展成为中成药原料药。本种是当前中国药用白花蛇舌草商品中的主流品种，野生品产量大，商品开发面广。

药用历史 "白花蛇舌草"药用之名，始载于《潮州志·药物志》。本种清朝末年始在中国厦门、汕头一带民间药用，并大量出口到东南亚地区。民间多应用于治疗阑尾炎、痢疾、痈肿疔疮及毒蛇咬伤等症。《中国药典》（2015年版）收载本种为处方药中含有白花蛇舌草的成方制剂使用品种。主产于中国广东、广西和海南等省区。

有效成分 白花蛇舌草全草含环烯醚萜类、三萜类、黄酮类、蒽醌类化合物。其中熊果酸和齐墩果酸常被作为指标性成分用于控制其药材质量。

疗　效 药理研究表明，白花蛇舌草具有抗肿瘤、增强免疫、抗化学诱变、抗氧化、抗炎和保护胃黏膜损伤等作用。
中医理论认为白花蛇舌草具有清热解毒，利湿通淋的功效。

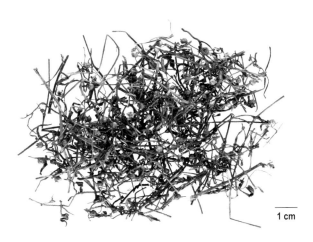

1 cm

药材：白花蛇舌草 Hedyotidis Diffusae Herba

来源于同属植物伞房花耳草 *Hedyotis corymbosa* (L.) Lam. 的商品药材和新鲜品在中国华南地区亦被广泛使用，已有报道显示两者的环烯醚萜成分具有较大差异，因此两者成分、功效是否完全一致，能否相互替代需深入研究。

艾纳香
Ainaxiang

英文名 Balsamiferous Blumea
学　名 *Blumea balsamifera* (L.) DC.

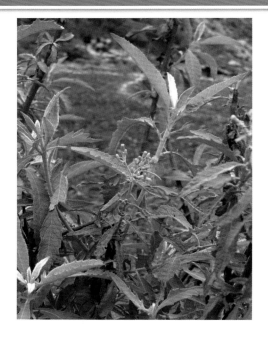

来　源　菊科（Compositae）植物艾纳香 *Blumea balsamifera* (L.) DC.，其干燥全草入药。中药名：艾纳香。

产　地　艾纳香属（*Blumea*）植物全世界约有80种，分布于亚洲、非洲及澳洲的热带、亚热带地区。中国约有30种、1变种，分布于长江流域以南各省区，本属现供药用者约12种。本种分布于中国华南及贵州、福建和台湾等省区；印度、巴基斯坦、缅甸等也有分布。

评注

　　中药市场上发现有艾纳香的混淆品，经鉴别为马鞭草科植物大叶紫珠 *Callicarpa macrophylla* Vahl 的叶。艾纳香和大叶紫珠的性状相似，但功效完全不同，大叶紫珠主要有散瘀止血，消肿止痛的功效。为保证用药安全有效，两种药材应当注意鉴别。

药用历史 "艾纳香"药用之名，始载于《开宝本草》。历代本草多有著录，《岭南采药录》亦有记载。主产于中国广西、广东、贵州、云南等省区。

有效成分 艾纳香主要含有挥发油、黄酮类成分。

疗　效 药理研究表明，艾纳香具有保肝、抗肿瘤、抗菌等作用。
中医理论认为艾纳香具有祛风除湿，温中止泻，活血解毒的功效。

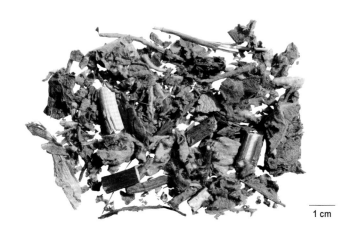

1 cm

药材：艾纳香 Blumeae Balsamiferae Herba

地锦
Dijin

英文名 Creeping Euphorbia
学　名 *Euphorbia humifusa* Willd.

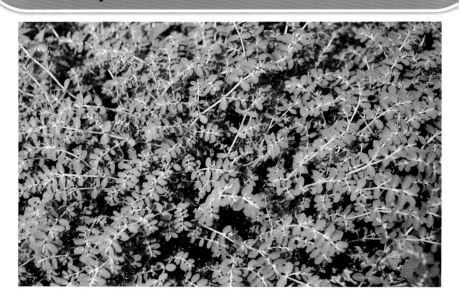

来　源　大戟科（Euphorbiaceae）植物地锦 *Euphorbia humifusa* Willd.，其干燥全草入药。中药名：地锦草。

产　地　大戟属（*Euphorbia*）植物全世界约有2000种，全球广布。中国约有80种，南北各地均有分布。本属现供药用者约30种。本种分布于中国除海南省外的大部分省区；欧亚大陆温带地区也广为分布。

评注

《中国药典》还收载同属植物斑地锦 *Euphorbia maculata* L. 为中药地锦草的法定原植物来源种，两种植物主要区别在斑地锦的叶上有明显的斑纹；药理研究显示，

药用历史 "地锦草"药用之名，始载于《嘉祐本草》。历代本草多有著录，古今药用品种一致。《中国药典》(2015年版)收载本种为中药地锦草的法定原植物来源种之一。除广东、广西外，中国各省区均产。

有效成分 地锦全草主要含可水解鞣质类、黄酮类和香豆素类成分。总黄酮为抗菌的主要活性成分之一。《中国药典》采用高效液相色谱法测定，规定地锦草中槲皮素的含量不得少于0.10%，以控制药材质量。

疗　效 药理研究表明，地锦草具有抗菌、止血、抗氧化等作用。中医理论认为地锦草具有清热解毒，利湿退黄，活血止血等功效。

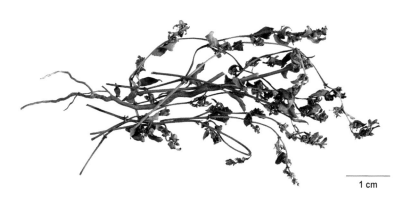

1 cm

药材：地锦草 Euphorbiae Humifusae Herba

斑地锦的总黄酮也具有抑菌作用。在实际使用中，上述两种植物通常不加区分，其化学成分和药效的差异有待进一步研究。

地胆草
Didancao

英文名 Scabrous Elephant's Foot
学　名 *Elephantopus scaber* L.

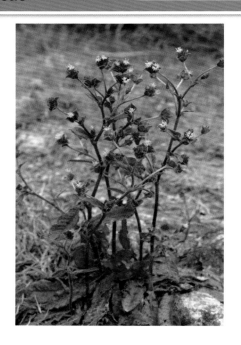

来　源　菊科（Compositae）植物地胆草*Elephantopus scaber* L.，其干燥全草入药。中药名：苦地胆。

产　地　地胆草属（*Elephantopus*）植物全世界约30种，大部分布于美洲，少数分布于热带非洲、亚洲及澳洲。中国仅有2种，分布于华南和西南地区，均可供药用。本种分布于中国浙江、江西、福建、湖南、广东、香港、广西、贵州、云南和台湾等省区；美洲、亚洲、非洲各热带地区均广泛分布。

评注

　　同属植物白花地胆草*Elephantopus tomentosus* L.为中药苦地胆的另一来源植物种之一。

　　苦地胆不仅为中国岭南常用草药，南美洲的巴西、非洲的尼日利亚和马达加斯加

药用历史 "苦地胆"药用之名，始载于清《生草药性备要》。地胆草作为中国岭南地区惯用民间草药，至少有500年的药用历史。《中国药典》（1977年版）曾收载本种为中药地胆草的法定原植物来源种。主产于中国广东、广西、福建、江西等省区。

有效成分 地胆草主要活性成分为倍半萜内酯类、黄酮类和挥发油成分等。其中倍半萜内酯类为主要活性成分。

疗　效 药理研究表明，地胆草具有抗菌、抗病毒、抗炎、解热、保肝、抗肿瘤等作用。
民间经验认为苦地胆具有清热，凉血，解毒，利湿的功效。

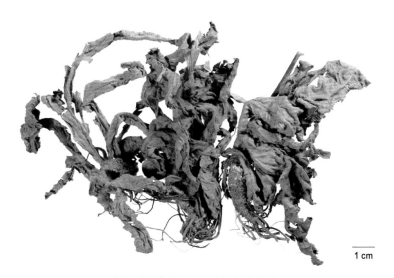

1 cm

药材：地胆草 Elephantopi Scaberis Herba

等地的土著人也常将此药用作利尿剂或解热剂等，用于痢疾、关节炎等疾病的治疗。
　　地胆草又名土蒲公英，在中国岭南地区常被当作蒲公英入药。地胆草与蒲公英均有清热解毒的功效，但功效各有偏重，在临床用药中应慎重对待，明确分开，避免使用混乱。

光叶菝葜
Guangyebaqia

英文名 Glabrous Greenbrier
学　名 *Smilax glabra* Roxb.

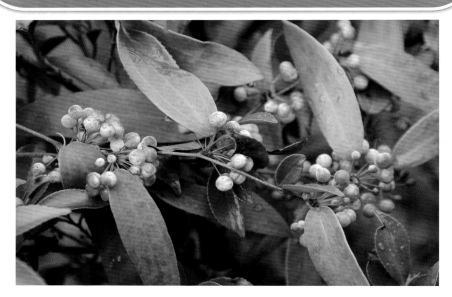

来　源　百合科（Liliaceae）植物光叶菝葜*Smilax glabra* Roxb.，其干燥根茎入药。中药名：土茯苓。

产　地　菝葜属（*Smilax*）植物全世界约有300种，分布于全球热带地区，也见于东亚和北美的温暖地区，少数种类产地中海一带。中国约有60种和一些变种，大多分布于长江以南各省区。现供药用者约有17种。本种分布于中国甘肃、陕西、江苏、安徽、浙江、江西、福建、湖北、湖南、广东、香港、广西、四川、贵州、云南、台湾等省区；越南、泰国和印度也有分布。

评注

　　土茯苓原名禹余粮，陶弘景谓，昔禹行山中，采土茯苓充粮而弃其余，故名禹余粮。李时珍谓，形态像茯苓，遂称土茯苓。

　　土茯苓混淆品种较多，共有4个科5个属32种植物，这些混淆品在功能、主治上和土茯苓有差别，不可混称土茯苓或作土茯苓入药。

　　土茯苓的主流品种是菝葜属植物光叶菝葜的根茎。目前市场上尚可见菝葜属植物

药用历史 光叶菝葜以"禹余粮"药用之名,始载于《本草经集注》。历代本草多有著录,品种不一。《中国药典》(2015年版)收载本种为中药土茯苓的法定原植物来源种。主产于中国广东、湖南、湖北、浙江、四川、安徽、福建、江西、广西、江苏等地。

有效成分 光叶菝葜主要含皂苷类、黄酮类、芪类等成分。《中国药典》采用高效液相法测定,规定土茯苓中落新妇苷含量不得少于0.45%,以控制药材质量。

疗 效 药理研究表明,光叶菝葜具有保护心血管系统、抗炎、抗菌、保护肝脏、降血糖等作用。
中医理论认为土茯苓有除湿,解毒,通利关节的功效。

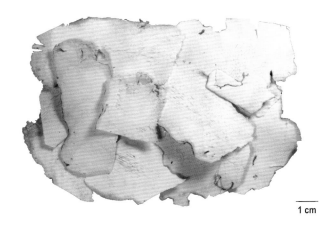

1 cm

药材:土茯苓 Smilacis Glabrae Rhizoma

菝葜 *Smilax china* L.、黑果菝葜 *S. glauco-china* Warb.;肖菝葜属植物肖菝葜 *Heterosmilax japonica* Kunth、华肖菝葜 *H. chinensis* Wang、短柱肖菝葜 *H. yunnanensis* Gagnep 作土茯苓入药,应注意鉴别。

羊踯躅
Yangzhizhu

英文名 Chinese Azalea
学 名 *Rhododendron molle* G. Don

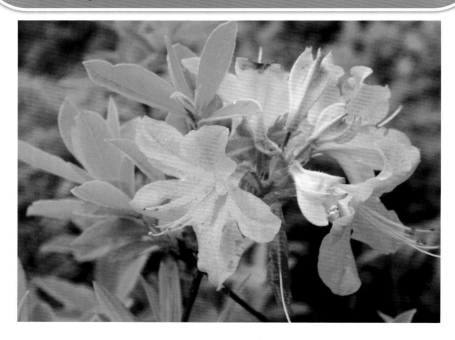

来　源　杜鹃花科（Ericaceae）植物羊踯躅*Rhododendron molle* G. Don，其干燥花入药。中药名：闹羊花。

产　地　杜鹃花属（*Rhododendron*）植物全世界约有960种，广泛分布于欧洲、亚洲、北美洲，主产东亚和东南亚，形成本属的两个分布中心，少数分布于北极地区和大洋洲。中国约有542种，本属现供药用者约18种。本种主要分布于中国华南、华东、华中及西南各省区。

评注

　　茄科植物白花曼陀罗，中药名为洋金花，在中国广东地区有"广东闹羊花"之名，在市场上常与闹羊花互相混淆，两者均为毒剧药材，在来源鉴定和临床应用上应加以足够重视。

药用历史 "羊踯躅"药用之名，始载于《神农本草经》，列为下品。历代本草多有著录，古今药用品种一致。《中国药典》(2015年版)收载本种为中药闹羊花的法定原植物来源种。主产于江苏、浙江、河南、湖南和湖北等省区。

有效成分 羊踯躅的花主要含二萜类和二氢查尔酮类成分。《中国药典》采用薄层色谱法鉴别，以控制药材质量。

疗 效 药理研究表明羊踯躅的花具有镇痛、抗心律失常、降血压、抗菌等作用。
中医理论认为闹羊花具有祛风除湿，定痛，杀虫等功效。

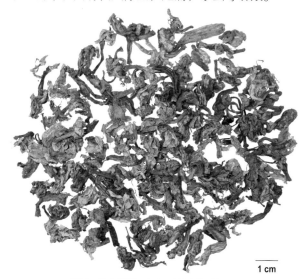

1 cm

药材：闹羊花 Rhododendri Mollis Flos

闹羊花对昆虫有强烈毒杀作用，近年来已被开发为植物源杀虫剂，为生物型农药。

赤小豆
Chixiaodou

英文名 Rice Bean
学　名 *Vigna umbellata* Ohwi et Ohashi.

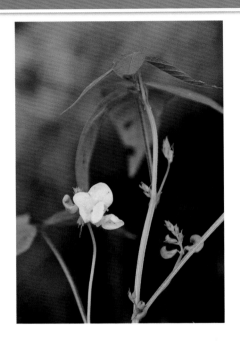

来　源　豆科（Leguminosae）植物赤小豆 *Vigna umbellate* Ohwi et Ohashi.，其干燥种子入药。中药名：赤小豆。

产　地　豇豆属（*Vigna*）植物全世界约有200种，分布于温暖地区，尤以热带美洲最多。中国约有19种、3亚种、3变种。本属现供药用者约6种、3变种。本种中国南部有野生或栽培；原产亚洲热带地区，朝鲜、韩国、日本、菲律宾及其他东南亚国家亦有栽培。

评注

　　《中国药典》还收载同属植物赤豆 *Vigna angularis* Ohwi et Ohashi 为中药赤小豆的法定原植物来源种。赤豆功效与赤小豆相似，其种皮中提取的天然色素为良好的着色剂，而且还含芦丁（Rutin），有抗炎、抑菌、消肿、降血压等作用。赤小豆是卫

药用历史 "赤小豆"药用之名，始载于《神农本草经》，列为中品。历代本草多有著录，古今药用品种一致。《中国药典》(2015年版)收载本种为中药赤小豆的法定原植物来源种之一。主产于中国吉林、河北、陕西、山东、安徽、江苏、江西、广东、云南等省区。

有效成分 赤小豆主要含糖类、三萜皂苷类、蛋白质等。《中国药典》采用热浸法测定，规定其75%乙醇浸出物不得少于7%，以控制药材质量。

疗　效 药理研究表明，赤小豆具有抗菌、增强免疫、降血脂、避孕等作用。
中医理论认为赤小豆具有利水消肿，解毒排脓的功效。

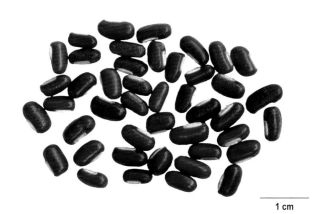

1 cm

药材：赤小豆 Vignae Semen

生部规定的药食同源品种之一。

中国部分地区将同科植物相思子*Abrus precatorius* L.的种子"相思子"误作赤小豆使用。相思子始载于《本草纲目》，又名红豆，有毒，二者不可混用。

杧果

Mangguo

英文名 Mango

学　名 *Mangifera indica* L.

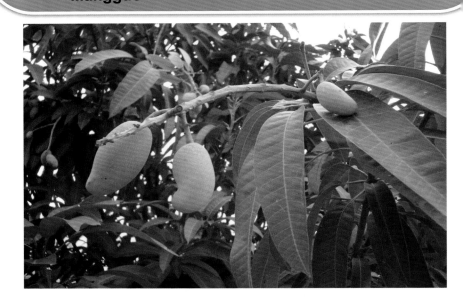

来　源　漆树科（Anacardiaceae）植物杧果 *Mangifera indica* L.，其干燥树叶入药。中药名：杧果叶。

产　地　杧果属（*Mangifera*）植物全世界约50种，主要分布于亚洲热带，西至印度和斯里兰卡，东至菲律宾，北经印度至中国西南和东南部，南抵印度尼西亚广为分布。中国有5种，分布于东南至西南部，本属现供药用者约2种。本种分布于中国云南、广西、广东、福建、台湾；印度、孟加拉、中南半岛和马来西亚也有分布，现全世界广为栽培。

评注

　　除叶外，杧果果实用作中药杧果，具有益胃，生津，止呕，止咳的功效；主治口渴，呕吐，食少，咳嗽。杧果果核用作中药杧果核，具有健胃消食，化痰行气的功效；主治饮食积滞，食欲不振，咳嗽，疝气，睾丸炎。杧果树皮用作中药杧果树皮，具有清暑热，止血，解疮毒的功效；主治伤暑发热，疟疾，鼻衄，痈肿疔疮。

药用历史　杧果以"庵罗果"之名，始载于《食性本草》，杧果叶的应用始见于《岭南采药录》。历代本草多有著录，古今药用品种一致。《广东省中药材标准》收载本种为中药杧果叶的原植物来源种。主产于中国福建、广东、广西、云南、海南、台湾等省区。

有效成分　杧果叶主要含𠲖酮类、三萜类和挥发油等成分。

疗　效　药理研究表明，杧果具有止咳、祛痰、抗氧化、抗肿瘤、解热、抗炎、抗应激、降血糖、保护肝脏等作用。
中医理论认为杧果叶具有宣肺止咳、祛痰消滞、止痒的功效。

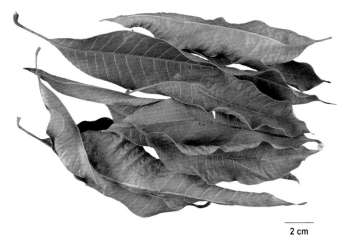

2 cm

药材：杧果叶 Mangiferae Indicae Folium

杧果的名字来源于印度南部的泰米尔语。野杧果树的果实不能食用，印度人最先发现这种树，并栽培成可吃的杧果，还用它来遮蔽热带的骄阳，距今已有4000多年的历史。杧果为著名热带水果之一，其果肉细腻，风味独特，素有"热带果王"的称誉。

夹竹桃
Jiazhutao

英文名 Common Oleander
学　名 *Nerium indicum* Mill.

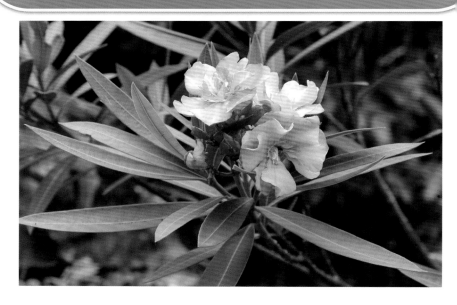

来　源　夹竹桃科（Apocynaceae）植物夹竹桃 *Nerium indicum* Mill.，其干燥叶及枝皮入药。中药名：夹竹桃。

产　地　夹竹桃属（*Nerium*）植物全世界约有4种，分布于地中海沿岸及亚洲热带、亚热带地区。中国约有2种、1变种，均为引入栽培。本属现供药用者约2种。本种中国各省区有栽培，以南方为多，野生于伊朗、印度、尼泊尔，现世界热带地区广为种植。

评注

　　夹竹桃为民间草药，《广西中药志》和《云南中草药》均指出其"有大毒"，《岭南采药录》指其有"堕胎，通经"的功效，为孕妇忌服药。作为有前途的抗肿瘤药物，其药理及毒理机理有待深入研究。

　　同属植物欧洲夹竹桃 *Nerium oleander* L. 的化学及药理研究较多，主要作为提

"夹竹桃"药用之名,始载于《植物名实图考》,中国现各地均产。

有效成分 夹竹桃的根皮和叶主要含强心苷类成分。夹竹桃苷为强心、抗肿瘤的主要成分之一。

疗　效 药理研究表明,夹竹桃具强心、抗肿瘤、保护神经、抗病毒、抗菌等作用。

民间经验认为夹竹桃具有强心利尿、祛痰定喘、镇痛、祛瘀的功效。

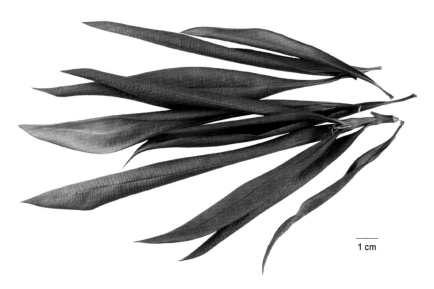

1 cm

药材:夹竹桃 Nerii Indici Folium

取强心苷的原料。同属植物白花夹竹桃 *N. indicum* Mill. cv. Paihua 中国南方亦有大量栽培,相关的研究报道较少,有待进一步研究和开发。

夹竹桃是常绿灌木,花色艳丽,花期长,是常见园林绿化和观赏植物。应注意夹竹桃毒性,在医师或药师的指导下使用,避免误服。

余甘子
Yuganzi

英文名 Emblic Leafflower

学　名 *Phyllanthus emblica* L.

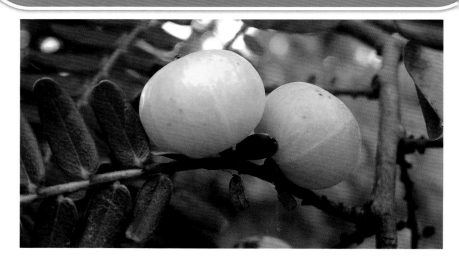

来　源　大戟科（Euphorbiaceae）植物余甘子*Phyllanthus emblica* L.，其干燥成熟果实入药。中药名：余甘子。

产　地　叶下珠属（*Phyllanthus*）植物全世界约600种，主要分布于热带及亚热带地区，少数为北温带地区。中国有33种、4变种，主要分布于长江以南各省区。本属现供药用者约10种。本种分布于中国江西、福建、广东、香港、海南、广西、四川、贵州、云南、台湾等省区；印度、斯里兰卡、中南半岛、印度尼西亚、马来西亚、菲律宾也有分布，南美洲有栽培。

评注

　　余甘子是印度、中国等国家广泛种植的植物，为卫生部规定的药食同源品种之一。其果实的维生素C含量极高，还含丰富的氨基酸和矿物质，可用于加工健康食品，并可广泛用于抗衰老、祛斑等护肤品中。此外，余甘子中超氧化物歧化酶的含量很高，可作为提取超氧化物歧化酶粉、汁，广泛用于抗衰老、抗癌、抗冠心病、降血脂等医学领域，还可用作保健食品添加剂与美容保健剂。与传统的从牛血、猪血中提取的超氧化物歧化酶比较，余甘子超氧化物歧化酶产品质优价廉，无环境污染。

药用历史　余甘子以"菴摩勒"药用之名，始载于《南方草木状》。"余甘子"药用之名，始载于《新修本草》，为藏族常用药材。历代本草多有著录，古今药用品种一致。《中国药典》(2015年版)收载本种为中药余甘子的法定原植物来源种。主产于中国云南，四川、广东、广西、福建、贵州亦产。

有效成分　余甘子主要含可水解鞣质类和黄酮类成分，根还含倍半萜类成分。《中国药典》采用高效液相法测定，规定余甘子中没食子酸含量不得少于1.2％，以控制药材质量。

疗　效　药理研究表明，余甘子具有抗菌、抗病毒、抗炎、抗肿瘤、增强免疫、抗氧化、降血糖、降血脂、保肝等作用。
藏医理论认为余甘子具有清热利咽、润肺化痰、生津止渴的功效。

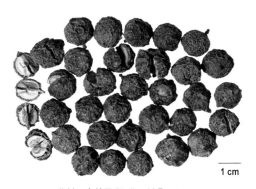

1 cm

药材：余甘子 Phyllanthi Fructus

余甘子枝叶和果实中的酚性物质与根中的倍半萜苷类成分和 proanthocyanidin polymers 对胃腺癌细胞 MK–1、子宫癌细胞 HeLa、鼠黑色素瘤细胞 B16、F10 均有抑制作用，其中余甘子根中的倍半萜苷类成分对肿瘤细胞的抑制作用最强。余甘子除果实外，其他部位亦可供药用，其成分和药理作用有待进一步深入研究。
余甘子是南亚各国常用的草药，印度科学家对其药理作用进行了较深入研究。

芸香
Yunxiang

英文名 Common Rue
学　名 *Ruta graveolens* L.

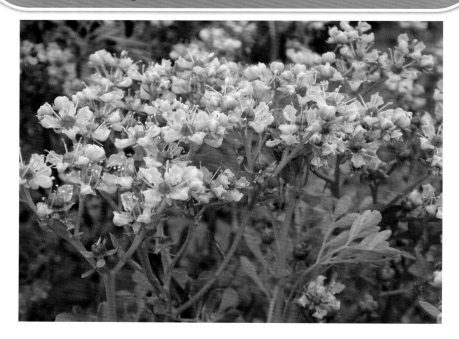

来　源　芸香科（Rutaceae）植物芸香*Ruta graveolens* L.，其干燥全草入药。中药名：臭草。

产　地　芸香属（*Ruta*）植物全世界约有10种，分布于加那利群岛、地中海沿岸及亚洲西南部。中国引进栽培2种，1种普遍栽种，另1种仅见于植物园，均可供药用。本种中国南北均有栽培，原产于地中海沿岸地区。

评注

　　臭草一名，民间用以称呼多种植物，禾本科*Melica scabrosa* Trin. 的中文名亦被称为臭草。临床使用时，应该注意鉴别，避免异物同名而引起的混淆。

　　芸香全株含挥发油，同时又含有多种生物碱。少量内服芸香则有消暑、解毒、清

药用历史 芸香以"臭草"药用之名，始载于《生草药性备要》。主产于中国广东、广西、福建、四川等省区。

有效成分 芸香主要含挥发油、生物碱类、香豆素类、黄酮类成分等。

疗 效 药理研究表明，芸香具有解痉、抗菌、抗寄生虫、抗炎、镇痛、促进记忆力、抗生育等作用。
中医理论认为臭草具有祛风清热、活血散瘀、消肿解毒的功效。

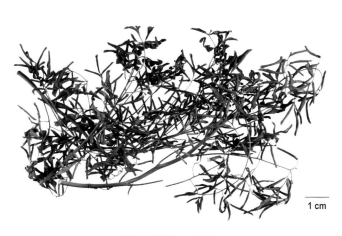

1 cm

药材：臭草 Rutae Herba

除肠胃积秽之功效；大量内服则有引致中毒之危险。

鲜芸香同绿豆、大米、红糖煲粥食用，可消暑散热，解疮疖热毒。广东、广西省区民间在夏暑季节也用芸香作清凉饮料。

芡
Qian

英文名 Gordon Euryale
学　名 *Euryale ferox* Salisb.

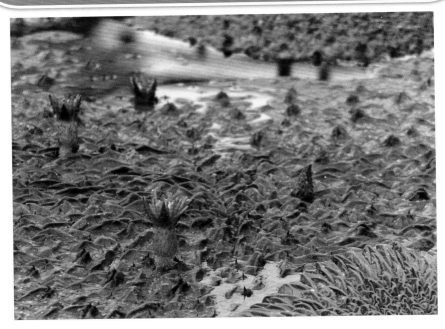

来　源　睡莲科（Nymphaeaceae）植物芡 *Euryale ferox* Salisb.，其干燥成熟种仁入药。中药名：芡实。

产　地　芡属（*Euryale*）植物全世界仅有1种，可供药用。分布于中国南北各地；俄罗斯、朝鲜半岛、日本和印度也有分布。

评注

　　芡实为常见的滋补中药和食品，是卫生部规定的药食同源品种之一，但芡实的化学成分和药理作用研究较少，有待进一步深入。

　　芡梗为常见水生蔬菜。从芡实中还可以提取芡实栲胶，广泛用于工业。

药用历史　芡以"鸡头实"药用之名，始载于《神农本草经》，列为上品。历代本草多有著录，古今药用品种一致。《中国药典》(2015年版)收载本种为芡实的法定原植物来源种。主产于中国江苏、山东、安徽、湖南、湖北等省。

有效成分　芡的种仁含淀粉、蛋白质和微量元素等多种营养成分，还含有固醇类成分。《中国药典》以性状和粉末特征为指标进行鉴别，控制药材质量。

疗　效　药理研究表明，芡的种仁具有抗氧化、增强免疫和保护心脏的作用。

中医理论认为芡实具有益肾固精、补脾止泻、祛湿止带等功效。

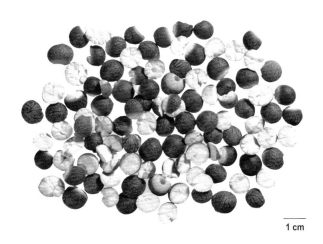

1 cm

药材：芡实 Euryales Semen

刺苋
Cixian

英文名 Spiny Amaranth
学　名 *Amaranthus spinosus* L.

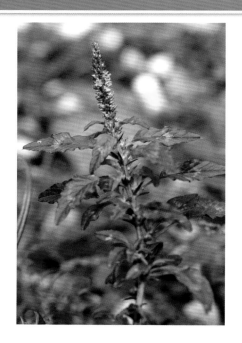

来　源　苋科（Amaranthaceae）植物刺苋*Amaranthus spinosus* L.，其新鲜、干燥全草或根入药。中药名：簕苋菜或刺苋菜。

产　地　苋属（*Amaranthus*）植物全世界约40种，广布世界各地。本种在中国约有13种，本属现供药用者约7种。中国大部分地区均有分布；日本、印度、中南半岛、马来西亚、菲律宾、美洲等地也有分布。

评注

　　同属植物皱果苋*Amaranthus viridis* L.入药称白苋，功效与刺苋相似，可清热、解毒，利湿，主治痢疾，泄泻，小便赤涩和牙疳。

药用历史　刺苋以"竻苋菜"药用之名，始载于《岭南采药录》。《广东省中药材标准》收载本种为中药刺苋菜的原植物来源种。主产于中国华东、华南、西南及陕西、河南等省区。

有效成分　刺苋主要含甜菜碱类、黄酮类和植物固醇类成分等。《广东省中药材标准》采用薄层色谱法鉴别，以控制其药材质量。

疗　效　药理研究表明，刺苋具有止血、镇痛、抗炎、增强免疫、抗疟等作用。
中医理论认为簕苋菜具有凉血止血，清利湿热，解毒消痈的功效。

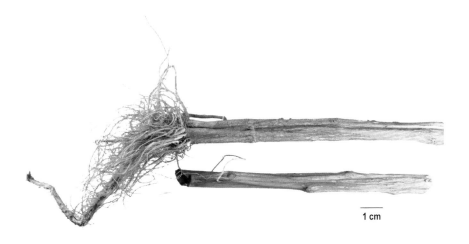

1 cm

药材：白苋 Amaranthi Viridis Herba seu Radix

　　刺苋为路边常见野生植物，因含活性自由基清除酶，可有效缓解空气污染，但刺苋的花粉亦为重要的空气过敏源。

两面针

Liangmianzhen

英文名 Shinyleaf Pricklyash

学　名 *Zanthoxylum nitidum* (Roxb.) DC.

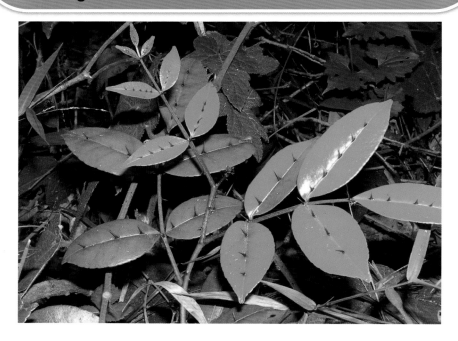

来　源　芸香科（Rutaceae）植物两面针*Zanthoxylum nitidum* (Roxb.) DC.，其干燥根入药。中药名：两面针。

产　地　花椒属（*Zanthoxylum*）植物全世界约有250种，分布于亚洲、非洲、大洋洲和北美洲的热带和亚热带地区。中国约有39种、14变种。本属现供药用者约18种。本种分布于中国福建、广东、香港、海南、广西、贵州、云南及台湾等省区；印度有引种栽培。

评注

　　两面针为民间常用草药，《湖南药物志》和《广西本草选编》均指出其"有小毒"，为孕妇忌服药。有报道指出两面针用量过大会出现中毒症状。

　　两面针能治疗牙痛，为制造两面针牙膏的主要原料并已经使用多年，并有用作漱口水的记录，适宜推广使用。文献尚记载两面针能治疗毒蛇咬伤，但未有深入研究。

药用历史　两面针以"蔓椒"药用之名，始载于《神农本草经》，列为下品。历代本草多有著录，古今药用品种一致。《中国药典》（2015年版）收载本种为中药两面针的法定原植物来源种。主产于中国广东、广西、福建、云南等省区。

有效成分　两面针根含生物碱类成分，尚有木脂素类成分。其中两面针碱是主要活性成分。《中国药典》采用高效液相法测定，规定两面针中氯化两面针碱的含量不得少于0.13%，以控制药材质量。

疗　效　药理研究表明，两面针具有镇痛、抗菌和解痉等作用。中医理论认为两面针具有行气止痛，活血化瘀，祛风通络等功效。

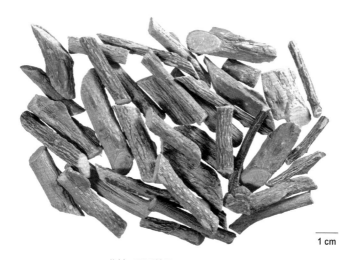

1 cm

药材：两面针 Zanthoxyli Radix

　　基于市场上习惯将两面针粗茎与根等同入药的现象，有研究测定了两面针植物不同部位中两面针碱的含量，发现根中两面针碱的含量显著高于茎和叶中的含量，数据提示将两面针其他部位用作药材不甚合理。

奇蒿
Qihao

英文名 Diverse Wormwood

学　名 *Artemisia anomala* S. Moore

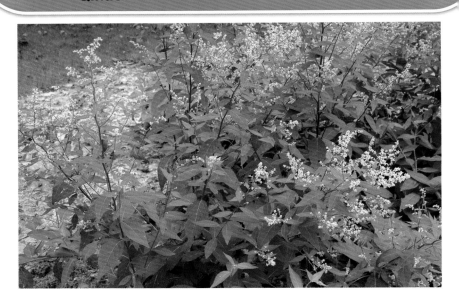

来　源　菊科（Compositae）植物奇蒿 *Artemisia anomala* S. Moore，其干燥带花全草入药。中药名：刘寄奴，习称：南刘寄奴。

产　地　蒿属（*Artemisia*）植物全世界约有300种以上，主要分布于亚洲、欧洲及北美洲的温带、寒温带及亚热带地区。中国约有190种，遍布各地。以西北、华北、东北及西南省区最多。本属现供药用者约23种。本种分布于中国中部至南部各省区；越南也有分布。

评注

　　药材中"刘寄奴"有同名异物混用现象。由于地区用药习惯的不同，商品中有南、北刘寄奴之分。南刘寄奴主要来源于本种，北刘寄奴来源为玄参科（Scrophulariaceae）

药用历史 "刘寄奴" 药用之名，始载于《雷公炮炙论》。历代本草多有著录，古今药用品种一致。主产于中国江苏、浙江、江西等省。

有效成分 奇蒿主要含有挥发油、黄酮类、香豆素类、倍半萜类成分。樟脑为奇蒿活血化瘀的主要活性成分。

疗 效 药理研究表明，奇蒿具有抗血小板聚集、抗血栓、抗缺氧、抗菌等作用。
中医理论认为刘寄奴具有破瘀通经，止血消肿，消食化积的功效。

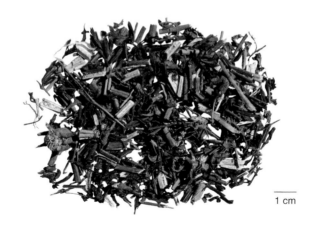

1 cm

药材：刘寄奴 Artemisiae Anomalae Herba

植物阴行草 *Siphonostegia chinensis* Benth.。为保证临床用药安全与有效，这些容易混淆药材应当注意鉴别，能否替代亦值得进一步研究。

虎耳草

Hu'ercao

英文名 Creeping Rockfoil
学　名 *Saxifraga stolonifera* Curt.

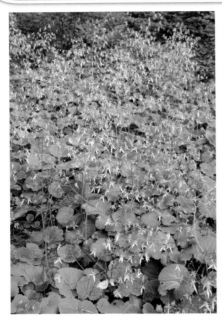
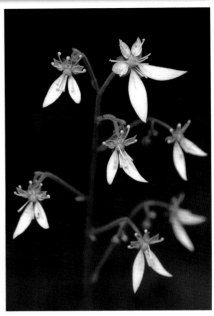

来　源　虎耳草科（Saxifragaceae）植物虎耳草 *Saxifraga stolonifera* Curt.，其干燥全草入药。中药名：虎耳草。

产　地　虎耳草属（*Saxifraga*）植物全世界约有400种，分布于北极、北温带和南美洲。中国有203种，南北均产，主要分布于西南和青海、甘肃等省的高山地区。本属现供药用者有13种、1变种。本种分布于中国华东、中南、西南等地，日本、朝鲜半岛亦有分布。

评注

　　近年来对虎耳草药理作用的研究较少，但其中含有的岩白菜素及熊果苷等成分均有很好的药理活性，因而值得对虎耳草进行进一步开发研究。

　　虎耳草茎长而匍匐下垂。可用于岩石园绿化，或盆栽供室内垂挂，是很好的观赏

药用历史　"虎耳草"药用之名，始载于《履巉岩本草》。历代本草多有著录，古今药用品种一致。主产于中国华东以及西南各地，河北、陕西、河南、湖南、广西、广东、台湾等省区亦产。

有效成分　虎耳草中主要含香豆素类和黄酮类成分。

疗　效　药理研究表明，虎耳草具有强心、利尿、抗肿瘤等作用。
中医理论认为虎耳草具有疏风，清热，凉血，解毒的功效。

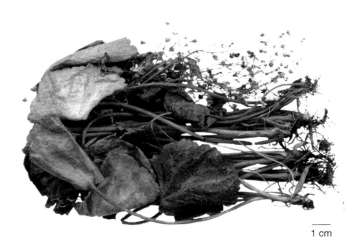

1 cm

药材：虎耳草 Saxifragae Stoloniferae Herba

植物。
　　虎耳草中含熊果苷，能抑制黑色素形成，虎耳草的醇提物有抑制蛋白酶作用，可抗皱和增加皮肤弹性，用于防衰老和美白护肤产品的开发。

使君子
Shijunzi

英文名 Rangoon Creeper
学　名 *Quisqualis indica* L.

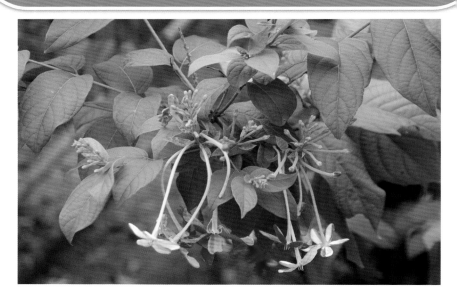

来　源　使君子科（Combretaceae）植物使君子 *Quisqualis indica* L.，其干燥成熟果实入药。中药名：使君子。

产　地　使君子属（*Quisqualis*）植物全世界约有17种，分布于亚洲南部及非洲热带地区。中国有2种，仅本种供药用。本种分布于中国西南及江西、福建、湖南、广东、香港、广西、台湾等省区；印度、缅甸至菲律宾也有分布。

评注

　　使君子除干燥成熟果实入药外，叶及根也作药用。功能：理气健脾，杀虫解毒，降逆止咳。主治脘腹胀满，小儿疳积，虫积，疮疖溃疡等。与果实功效类似。

　　使君子是古今中外著名的驱虫药，用以治疗小儿病患至少已有1600多年历史。使君子氨酸和使君子氨酸钾是其中的主要有效成分。20世纪70年代以来，使君子氨酸（QA）作为一种兴奋性氨基酸，谷氨酸的一种受体，对中枢神经系统的作用引起了

药用历史 "使君子"药用之名，始载于《开宝本草》。历代本草多有著录，古今药用品种一致。《中国药典》(2015年版)收载本种为中药使君子的法定原植物来源种。主产于中国福建、江西、湖南、广东、广西、四川、云南、贵州、台湾等省区。

有效成分 使君子主要含氨基酸类和脂肪酸类成分等，其中使君子氨酸和使君子氨酸钾是驱虫活性成分。《中国药典》以高效液相法测定，规定使君子中胡芦巴碱的含量不得少于0.20%，高效液相法测定规定，使君子胡芦巴碱的含量不得少于0.20%，以控制药材质量。

疗　效 药理研究表明，使君子具有驱虫、抗皮肤真菌等作用。中医理论认为使君子有杀虫消积，健脾的功效。

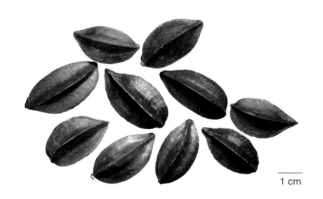

1 cm

药材：使君子 Quisqualis Fructus

药理及神经学工作者的极大兴趣。

使君子仁脂肪油含量丰富，脂肪酸的主要组成为油酸、亚油酸和棕榈酸，脂肪酸中以不饱和脂肪酸为主，而饱和脂肪酸以棕榈酸为主。使君子仁脂肪油属优质植物油，是可以进一步研究开发利用的药用植物资源。

茅莓
Maomei

英文名 Japanese Raspberry
学　名 *Rubus parvifolius* L.

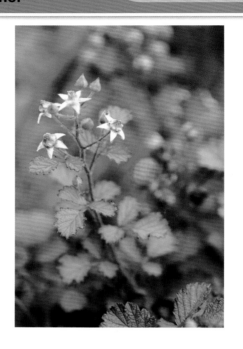

来　源　蔷薇科（Rosaceae）植物茅莓*Rubus parvifolius* L.，其干燥叶入药。中药名：薅田藨。

产　地　悬钩子属（*Rubus*）植物全世界约700种，主要分布于北半球温带，少数分布到热带和南半球。中国约有194种、89变种，本属现供药用者约46种。本种分布于中国大部分省区；日本和朝鲜半岛也有分布。

评注
　茅莓的根亦可入药，称薅田藨根，用法与茎叶相似。

药用历史 茅莓以"薅田藨"药用之名，始载于《本草纲目》，《岭南采药录》亦有收载。历代本草多有著录，古今药用品种一致。主产于中国江苏、浙江、广西、福建、江西、四川及广东等地。

有效成分 茅莓主要含三萜和三萜皂苷类成分。

疗　效 药理研究表明，茅莓具有止血、抗心肌缺血、抗氧化等作用。中医理论认为薅田藨具有清热解毒，散瘀止血，杀虫疗疮的功效。

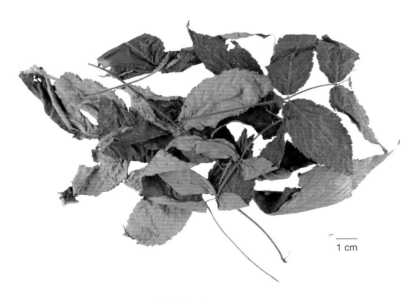

1 cm

药材：薅田藨 Ruli Parifolii Folium

茅莓果实酸甜多汁，可供食用、酿酒及作为保健品原料；根和叶含单宁类成分，可提取栲胶，全株均可利用。

苦瓜
Kugua

英文名 Bitter Gourd
学　名 *Momordica charantia* L.

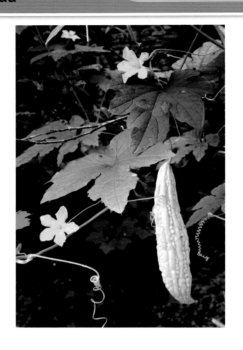

来　源　葫芦科（Cucurbitaceae）植物苦瓜 *Momordica charantia* L.，其干燥近成熟果实入药。中药名：苦瓜。

产　地　苦瓜属（*Momordica*）植物全世界约80种，主要分布于非洲热带地区，少数种类在温带地区有栽培。中国有4种，主要分布于南部和西南部地区，个别种在温带地区有栽培。本属现药用者约2种。中国南北均普遍栽培，也广泛栽培于世界热带到温带地区。

评注

　　苦瓜为常见蔬菜，其皂苷成分功用广泛，在糖尿病的治疗上具有显著的效果，有可观的药用和食用价值。由于苦瓜果实和种子均有抗生育作用，在食用及药用时应予

药用历史 苦瓜以"锦荔枝"药用之名，始载于《救荒本草》。历代本草多有著录，古今药用品种一致。《广东省中药材标准》收载本种为中药苦瓜的原植物来源种。中国各地均产。

有效成分 苦瓜果实及种子主要含三萜皂苷类化合物。

疗效 药理研究表明，苦瓜具有降血糖、抗病毒、抗肿瘤、抗动脉粥样硬化、抗生育、调节免疫、抗衰老、抗菌等作用。
中医理论认为苦瓜有清暑除热，明目解毒的功效。

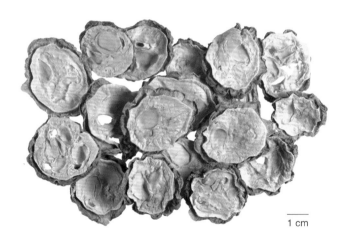

1 cm

药材: 苦瓜 Momordicae Charantiae Fructus

注意。

苎麻
Zhuma

英文名 Ramie
学　名 *Boehmeria nivea* (L.) Gaudich.

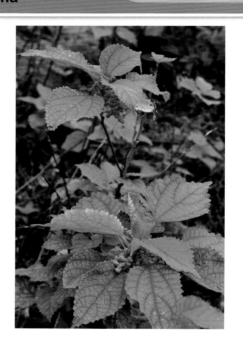

来　源　荨麻科（Urticaceae）植物苎麻 *Boehmeria nivea* (L.) Gaudich.，其干燥根和根茎入药。中药名：苎麻根。

产　地　苎麻属（*Boehmeria*）植物全世界约有120种，分布于热带或亚热带，少数分布于温带地区。中国约有32种，本属现供药用者约有10种、6变种。本种分布于中国云南、贵州、广西、广东、香港、福建、江西、湖北、浙江、四川、甘肃、河南、台湾等省区；越南、老挝也有分布。

评注

苎麻的茎皮用作中药名苎麻皮，叶用作中药名苎麻叶，茎或带叶嫩茎用作苎麻梗，均具有清热凉血，散瘀止血，解毒利尿，安胎回乳的功效，主治瘀热心烦，天行热病，产后血晕，小便不通，乳房胀痛等；苎麻的花用作中药名苎花，具有清心除烦，

90

药用历史 中国苎麻的栽培历史至少在3000年以上，并于18世纪初先后输入欧洲和北美。苎麻以"苎根"药用之名，始载于《名医别录》。历代本草多有著录，古今药用品种一致。主产于中国江西、湖南及四川等省区。

有效成分 苎麻主要含黄酮类、有机酸类、胡萝卜素类、固醇类成分。

疗　效 药理研究表明，苎麻具有抗炎、抗菌、止血、安胎、保肝、抗病毒等作用。

民间经验认为苎麻根具有凉血止血，清热安胎，利尿，解毒的功效。

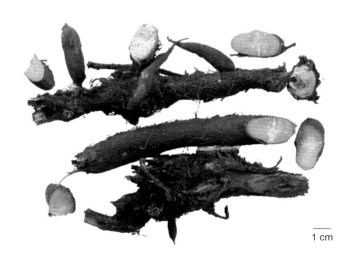

1 cm

药材：苎麻根 Boehmeriae Radix et Rhizona

凉血透疹的功效，主治心烦失眠，口舌生疮，麻疹透发不畅，风疹瘙痒等。

苎麻根及叶具有广泛的生物活性。苎麻资源极其丰富，但其所含化学成分复杂，对苎麻有效成分的提取分离以及药理研究值得进一步深入。

胡椒
Hujiao

英文名 Pepper
学　名 *Piper nigrum* L.

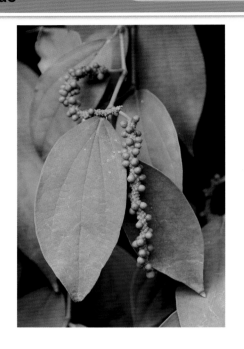

来　源　胡椒科（Piperaceae）植物胡椒*Piper nigrum* L.，其干燥近成熟或成熟果实入药。中药名：胡椒。

产　地　胡椒属（*Piper*）植物全世界约有2000种，分布于热带地区。中国约有60种、4变种，分布于自台湾经东南至西南部各省区。本属现供药用者约21种、1变种。本种分布于中国福建、广东、海南、广西、云南、台湾等省区；原产于东南亚，现热带地区均有栽培。

评注

　　胡椒药材有黑白之分，果实呈暗绿色时采收，晒干，为黑胡椒；果实变红时采收，用水浸渍数日，擦去果肉，晒干，为白胡椒。黑胡椒是卫生部规定的药食同源品种之一。

　　胡椒根在中国广东、广西、海南等地既做调味品又做药用，治疗消化不良、坐骨

药用历史　"胡椒" 药用之名，始载于《新修本草》。历代本草多有著录，古今药用品种一致。《中国药典》(2015 年版) 收载本种为中药胡椒的法定原植物来源种。主产于中国云南、广东、海南、广西等省区。

有效成分　胡椒的果实主要含酰胺类生物碱。其中胡椒碱为其主要活性成分。《中国药典》采用高效液相色谱法测定，规定胡椒中胡椒碱的含量不得少于 3.3%，以控制药材质量。

疗　效　药理研究表明，胡椒具有抗炎、抗癫痫、降血脂等作用。中医理论认为胡椒具有温中散寒，下气止痛，止泻，开胃，解毒的功效。

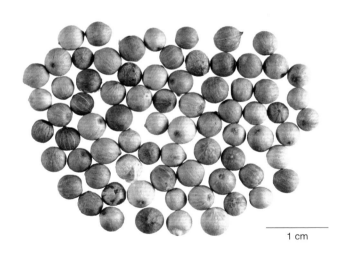

1 cm

药材：胡椒 Piperis Fructus

神经痛、风湿性关节炎等。实验研究发现，胡椒根具有药用价值，其成分、药理、毒理等有待深入研究。

　　胡椒富含胡椒碱，是提取胡椒碱的主要原料。胡椒碱可用作香料、调味品、杀虫剂。胡椒具有加速凝血酶的活化作用，可作为化学防癌剂，有对抗致癌剂的致癌作用。

相思子
Xiangsizi

英文名 Jequirity
学　名 *Abrus precatorius* L.

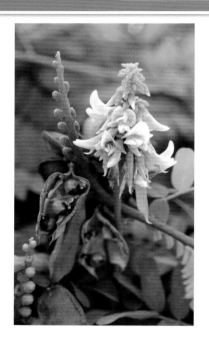

来　源　豆科（Leguminosae）植物相思子 *Abrus precatorius* L.，其干燥成熟种子入药。中药名：相思子。

产　地　相思子属（*Abrus*）植物全世界约有12种，广布于热带和亚热带地区。中国约有4种，均可供药用。本种分布于中国广东、广西、云南、香港、台湾等省区；广布于全球热带地区。

评注

　　相思子在古印度被视为贵重物品，以毒物著称。曾作为避孕药和堕胎药，也用于治疗慢性结膜炎。印度安达曼人（Andamanese）喜欢将相思子煮食，但由于其毒性强，食用并不安全。

药用历史 "相思子"药用之名，始载于《本草纲目》。历代本草多有著录，古今药用品种基本一致。主产于中国广东、广西等省区。

有效成分 相思子主要含生物碱类和黄酮类成分等，其中活性成分为生物碱类化合物。

疗 效 药理研究表明，相思子具有抗菌、抗肿瘤、增强免疫、抗过敏、抗生育等作用。
中医理论认为相思子具有清热解毒，祛痰，杀虫的功效。

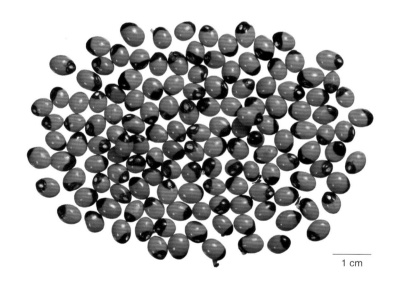

1 cm

药材：相思子 Abri Semen

相思子种子含相思子毒蛋白，在体内外均有显著的抗肿瘤作用。
相思子外形美观，色泽鲜艳，为常见的装饰品。
相思子叶中含具甜味的相思子苷，甜度为蔗糖的30 ~ 100倍。

南岭荛花
Nanlingraohua

英文名 Indian Stringbush
学　名 *Wikstroemia indica* (L.) C. A. Mey.

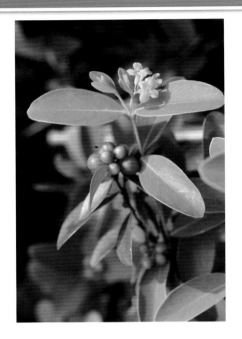

来　源　瑞香科（Thymelaeaceae）植物南岭荛花 *Wikstroemia indica* (L.) C. A. Mey.，其干燥根或根皮入药。中药名：了哥王。

产　地　荛花属（*Wikstroemia*）植物全世界约达70种，分布于亚洲北部经喜马拉雅、马来西亚、大洋洲、波利尼西亚到夏威夷群岛。中国约有44种、5变种，中国主要在长江流域以南，西南及华南分布最多，本属现供药用者约有7种。本种分布于中国广东、香港、海南、广西、福建等省区；越南、印度、菲律宾亦有分布。

评注

　　除根和根皮外，南岭荛花的果实也用作中药名了哥王子，具有解毒散结的功效，主治痈、疣。

药用历史 了哥王以"九信菜"药用之名，始载于清《生草药性备要》。《中国药典》(1977年版)和《广东省中药材标准》收载本种为中药了哥王的原植物来源种。主产于广东、海南、广西、福建、四川、云南、台湾等省区。

有效成分 南岭荛花的根主要含木脂素类、黄酮类成分等。

疗 效 药理研究表明，南岭荛花的根具有抑菌、抗病毒、抗炎镇痛、止咳祛痰等作用。
中医理论认为了哥王具有清热解毒，散结逐水的功效。

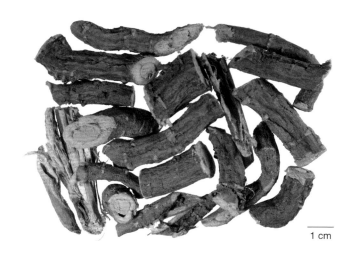

1 cm

药材：了哥王 Wikstroemiae Indicae Radix

穿心莲
Chuanxinlian

英文名 Common Andrographis
学 名 *Andrographis paniculata*
(Burm. f.) Nees

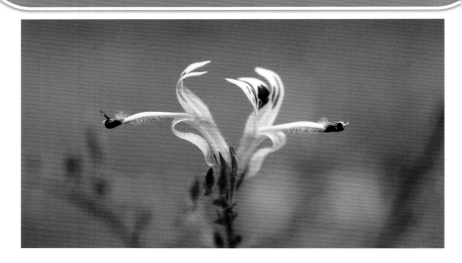

来　源　爵床科（Acanthaceae）植物穿心莲 *Andrographis paniculata* (Burm. f.) Nees，其干燥地上部分入药。中药名：穿心莲。

产　地　穿心莲属（*Andrographis*）植物全世界约有20种，分布于亚洲热带地区的缅甸、印度、中南半岛、马来半岛至加里曼丹岛。印度是该属植物的分布中心。中国约有2种（1种野生及1种栽培），均可供药用。本种原产于南亚地区，中国福建、广东、香港、海南、广西、云南、江苏和陕西均有引种栽培。

评注

　　穿心莲为东南亚和南亚传统民间草药，功效多样而显著，被誉为"东方紫锥花"。目前穿心莲已有粉剂、片剂、胶囊、注射剂等多种剂型运用于临床。研究表明，穿心

药用历史　穿心莲始载于《岭南采药录》。中国于20世纪50年代在广东、福建南部引种栽培，用于治疗多种感染性疾病及毒蛇咬伤。《中国药典》（2015年版）收载本种为中药穿心莲的法定原植物来源种。主产于中国广东、福建等地，江西、湖南、广西、四川及上海亦产。

有效成分　穿心莲主要活性成分为二萜内酯类和黄酮类化合物。《中国药典》采用高效液相色谱法测定，规定穿心莲中穿心莲内酯和脱水穿心莲内酯的总量不得少于0.80%，以控制药材质量。

疗　效　药理研究表明，穿心莲具有抗菌、抗炎、镇痛、解热、保肝、增强免疫功能等作用。

中医理论认为穿心莲具有清热解毒，凉血，消肿等功效。

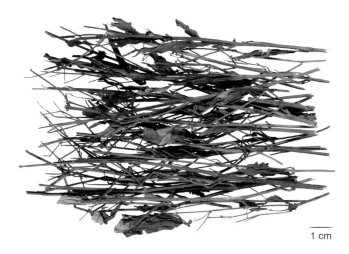

药材：穿心莲 Andrographitis Herba

莲内酯、脱水穿心莲内酯在植物中的含量以叶片最高，茎和果次之，建议药用穿心莲的采集季节应以叶多、茎少、开花未结果时为佳。

红大戟
Hongdaji

英文名 Knoxia

学 名 *Knoxia valerianoides* Thorel et Pitard

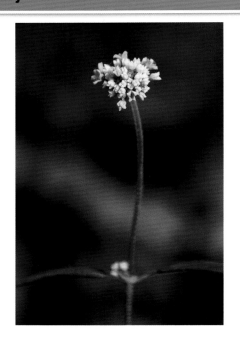

来　源　茜草科（Rubiaceae）植物红大戟*Knoxia valerianoides* Thorel et Pitard，其干燥块根入药。中药名：红大戟。

产　地　红芽大戟属（*Knoxia*）植物全世界约有9种，分布于亚洲热带地区和大洋洲。中国有3种，分布于南部地区，本属现供药用者有2种。本种主要分布于柬埔寨及中国福建、广东、海南、广西、云南等省区。

评注

据考证古代本草记载和方书应用的大戟均为大戟科植物京大戟*Euphorbia pekinensis* Rupr.，红大戟与京大戟的来源与功效均不同，应严格区别使用。在民间，同属植物红芽大戟*Knoxia corymbosa* Willd. 亦作红大戟使用，但品质较次，目前的化学研究显示，红芽大戟主要含黄酮苷类化合物，因此两者亦应区别使用。

药用历史 红大戟以"红芽大戟"药用之名，始载于《药物出产辨》。《中国药典》(2015年版)收载本种为中药红大戟的法定原植物来源种。主产于中国广西、云南、广东等省区。

有效成分 红大戟主要含蒽醌类化合物。《中国药典》采用高效液相法测定，规定红大戟中芦西定的含量应为0.040% ~ 0.15%，高效液相法测定，规定红大戟芦西定的含量应0.04% ~ 0.05%以控制药材质量。

疗　效 药理研究表明，红大戟具有抑菌、利尿的作用。
中医理论认为红大戟具有泻水逐饮，解毒散结的功效。

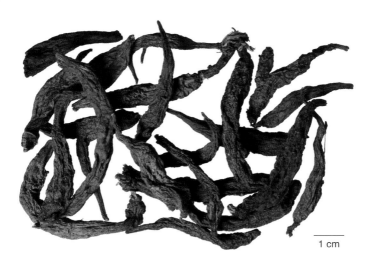

1 cm

药材：红大戟 Knoxiae Radix

近年由于中国广东、广西、云南地区大力发展山区林果经济种植业，导致本品野生资源遭到严重破坏，加上野生变人工栽培技术不容易，红大戟产量逐年减少，市场上供应不足，其栽培技术的研究有待加强。

飞扬草
Feiyangcao

英文名 Garden Euphorbia
学　名 *Euphorbia hirta* L.

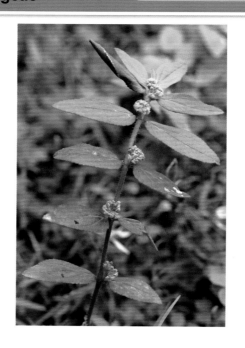

来　源　大戟科（Euphorbiaceae）植物飞扬草 *Euphorbia hirta* L.，其干燥全草入药。中药名：大飞扬草。

产　地　大戟属（*Euphorbia*）植物全世界约有2000种，广布全球。中国约有80种，南北各地均有分布，本属现供药用者约30种。本种分布于中国浙江、江西、福建、湖南、广东、香港、海南、广西、四川、贵州、云南、台湾等省区；世界热带和亚热带地区广泛分布。

评注

　　飞扬草生命力强，资源丰富，民间用法很多，有鉴于大戟属植物通常具有毒性，应进一步研究飞扬草的疗效和毒副作用，以保证该药的有效和安全。

药用历史 飞扬草以"大飞羊"药用之名，始载于清《生草药性备要》。主产于中国浙江、广东、广西、福建、云南等省区。

有效成分 飞扬草主要含黄酮类、鞣质类、三萜类成分等。槲皮苷是止泻的主要活性成分，三萜是抗炎的主要活性成分。

疗 效 药理研究表明，飞扬草具有镇痛、解热、抗菌、抗炎、兴奋子宫、止泻等作用。
中医理论认为大飞扬草有清热解暑，利湿止痒，通乳，止血的功效。

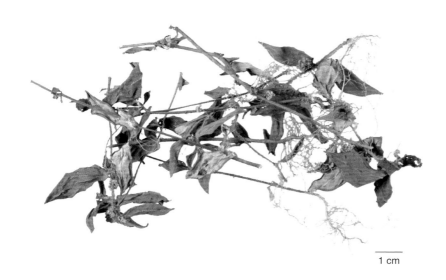

1 cm

药材：大飞扬草 Euphorbia Hirtae Herba

飞扬草的乙醇提取物具有抗疟原虫作用和抗过敏作用。飞扬草在许多热带、亚热带国家也广泛作药用，也应该比较它们在传统应用中的异同。

素馨花
Suxinhua

英文名 Largeflower Jasmine
学　名 *Jasminum grandiflorum* L.

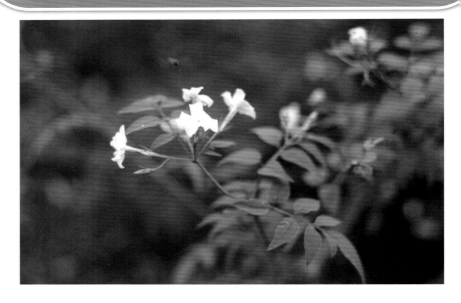

来　源　木犀科（Oleaceae）植物素馨花 *Jasminum grandiflorum* L.，其干燥花蕾或开放的花入药。中药名：素馨花。

产　地　素馨属（*Jasminum*）植物全世界约有200种，主要分布于非洲、亚洲、澳洲及太平洋南部岛屿；南美洲仅有1种。中国约有47种、1亚种、4变种、4变型，主要分布于秦岭以南各省区，本属现供药用者约有22种、5变种。本种在世界各地广泛栽培；中国云南、四川、西藏及喜马拉雅地区有分布。

评注

　　素馨花在中国分布广泛，并有大量栽培，但主要用于观赏。因此，素馨花的化学成分和药理活性值得进一步研究，为临床用药提供理论依据。

药用历史 素馨花以"耶悉茗花"药用之名，始载于《南方草木状》。历代本草多有著录，古今药用品种一致。《广东省中药材标准》收载本种为中药素馨花的原植物来源种。主产于中国云南、四川、西藏，世界各地广泛栽培，广东及福建作观赏植物栽培。

有效成分 素馨花主要含挥发油和裂环烯醚萜类等成分。

疗　效 药理研究表明，素馨花具有解痉、抗肿瘤等作用。
中医理论认为素馨花具有舒肝解郁，行气止痛的功效。

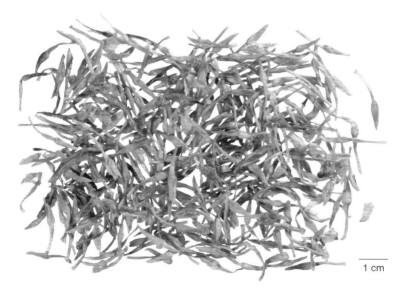

1 cm

药材：素馨花 Jasmini Flos

马蓝
Malan

英文名 Common Baphicacanthus
学　名 *Baphicacanthus cusia* (Nees) Bremek.

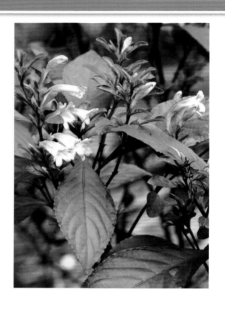

来　源　爵床科（Acanthaceae）植物马蓝 *Baphicacanthus cusia* (Nees) Bremek.，其干燥根及根茎入药。中药名：南板蓝根；其叶或茎叶经加工制得的干燥粉末或团块入药，中药名：青黛。

产　地　板蓝属（*Baphicacanthus*）植物全世界只有1种，可供药用。本种原产于中国南方，现分布于中国广东、海南、香港、广西、云南、贵州、四川、福建、浙江、台湾；孟加拉国、印度东北部、缅甸、喜马拉雅等地至中南半岛亦有分布。

评注

　　马蓝除根茎及根、叶或茎叶经加工制得的干燥粉末或团块入药外，其干燥茎叶也作药用，功能与南板蓝根相似。中药名：南板蓝根叶。在部分地区也作大青叶用。

　　同科植物球花马蓝 *Strobilanthes pentstemonoides* (Nees). T. Ander、疏花马蓝 *S. divaricatus* (Nees). Anders、少花马蓝 *S. dliganthus* Miq.、广西马蓝 *S. guangxiensis* S. Z. Huang 与南板蓝根外观形状相似，但不含主要成分靛蓝和靛玉

药用历史　"马蓝"药用之名，始载于《本草图经》。历代本草多有著录，古今药用品种一致。"青黛"药用之名，始载于《药性论》。历代本草多有著录，自古即来源于本种和蓼科（Polygonaceae）植物蓼蓝 *Polygonum tinctorium* Ait.、十字花科（Brassicaceae）植物菘蓝 *Isatis indigotica* Fort.。《中国药典》（2015年版）收载本种为中药南板蓝根和青黛的法定原植物来源种。主产于中国福建、四川，浙江、湖南、广东、广西、贵州、云南等省区亦产。

有效成分　马蓝主要含吲哚类成分等。

疗　效　药理研究表明，马蓝具有抗菌、抗病毒、抗肿瘤、抗炎解热等作用。

中医理论认为南板蓝根具有清热解毒，凉血消肿的功效；青黛具有清热解毒，凉血止血，清肝泻火的功效。

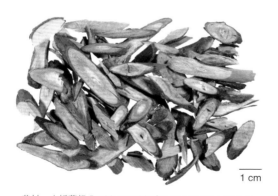

1 cm

药材：南板蓝根 Baphicacanthis Cusiae Rhizoma et Radix

红，故不能代用。

　　马蓝和十字花科植物菘蓝 *Isatis indigotica* Fort. 均为商品板蓝根的基源植物，前者习称南板蓝根，后者习称北板蓝根。南板蓝根在中国华南、西南地区使用较广泛，北板蓝根在全国大部分地区推广栽培，使用范围逐年扩大，在市场上占商品的主流。但在化学成分和功能主治上二者有差别。南板蓝根主要成分靛玉红的含量远远高于北板蓝根。故临床应用时应注意区别。

马缨丹
Mayingdan

英文名 Common Lantana
学　名 *Lantana camara* L.

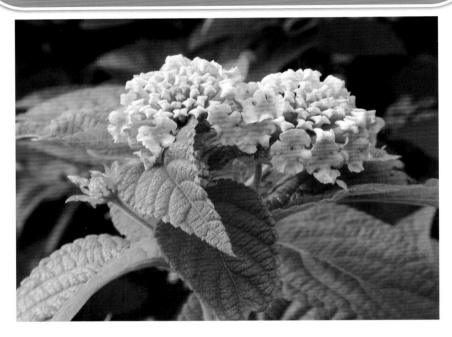

来　源　马鞭草科（Verbenaceae）植物马缨丹*Lantana camara* L.，其干燥根、叶、花均可入药。中药名：五色梅根、五色梅叶、五色梅。

产　地　马缨丹属（*Lantana*）植物全世界约有150种，分布于热带美洲。中国有2种，仅本种供药用。本种分布于中国福建、广东、香港、广西、台湾等省区，原产美洲热带地区，现世界热带地区均有分布。

评注

　　马缨丹为世界十大有毒杂草之一，牛、羊等牲畜吃了马缨丹叶后可引致中毒死亡。但马缨丹能将丝、棉、羊毛等染色，可作为天然染料的原料。此外，马缨丹对小

药用历史 五色梅以"龙船花"药用之名，始载于清《生草药性备要》。主产于中国福建、广东、广西、台湾。

有效成分 马缨丹中主要含三萜类、环烯醚萜类和萘醌类成分。

疗 效 药理研究表明，马缨丹具有抗炎、镇痛、抗肿瘤、抑制免疫、抗菌、抗凝血、镇静等作用。
中医理论认为五色梅根具有清热泻火，解毒散结的功效；五色梅叶具有清热解毒，祛风止痒的功效；五色梅具有清热，止血的功效。

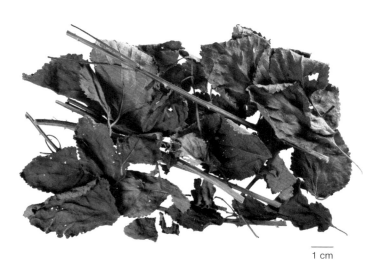

1 cm

药材：五色梅叶 Lantanae Camarae Folium

菜蛾、斜纹夜蛾幼虫和美洲斑潜蝇等多种昆虫均有拒食或驱避作用，可作为植物防虫剂加以开发。

草果
Caoguo

英文名 Tsao-ko
学　名 *Amomum tsao-ko* Crevost et Lemaire

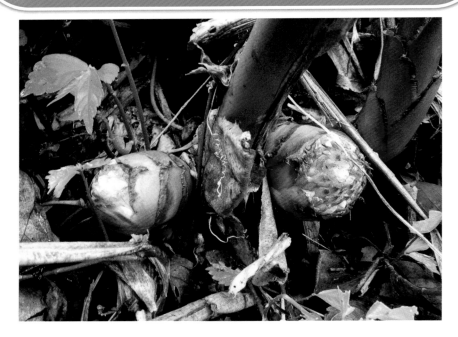

来　源 姜科（Zingiberaceae）植物草果 *Amomum tsao-ko* Crevost et Lemaire，其干燥成熟果实入药。中药名：草果。

产　地 豆蔻属（*Amomum*）植物全世界约150种，分布于亚洲、澳洲的热带地区。中国有24种、2变种。分布于南方省区，本属现供药用者约有11种、1变种。本种分布于中国云南、广西、贵州等省区。

评注

　　同属植物红草果 *Amomum hongtsaoko* C. F. Liang et D. Fang在中国广西与草果混用，又称老扣（壮语）；野草果 *A. koenigii* J. F. Gmelin在广西民间偶作草果。红草果和野草果的化学成分及药理作用研究较少，是否能代替应用尚有待深入研究。

药用历史 "草果"药用之名，始载于《宝庆本草折衷》。历代本草多有著录，古今药用品种一致。《中国药典》(2015年版)收载本种为中药草果的法定原植物来源种。主产于中国云南、广西等省区。

有效成分 草果主要含二苯基庚烷衍生物、单萜类成分和挥发油，其中1,8–桉叶素含量较高，为活性成分之一。《中国药典》采用挥发油测定法测定，规定草果种子团中挥发油的含量不得少于1.4% (mL/g)，以控制药材质量。

疗 效 药理研究表明，草果具有调节肠道平滑肌运动、镇痛、抗菌、抗肿瘤、祛痰等作用。
中医理论认为草果具有燥湿温中，祛痰截疟的功效。

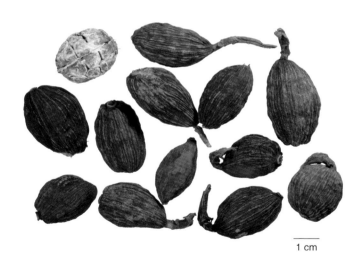

1 cm

药材：草果 Tsaoko Fructus

草果的完整硬壳在煎煮过程中易影响挥发油的煎出率，因此煎煮前必须将壳捣碎。
草果不仅可供药用，也是常用的食品香料。它能除腥气，烹调牛羊肉常为佐料。
此外，为了预防牲畜发生瘟病，还常把草果拌在牲畜的饲料中。

荔枝
Lizhi

英文名 Lichee
学　名 *Litchi chinensis* Sonn.

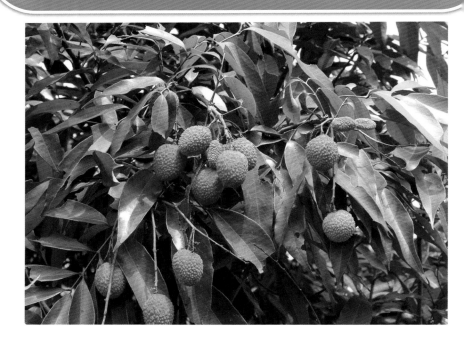

来　源　无患子科（Sapindaceae）植物荔枝 *Litchi chinensis* Sonn.，其干燥成熟种子入药。中药名：荔枝核。

产　地　荔枝属（*Litchi*）植物全世界仅有2种，中国和菲律宾各1种。本种分布于中国华南、西南等地，尤以广东、福建为多；东南亚、非洲、美洲和大洋洲引种栽培。

评注

　　荔枝的假种皮、果皮、叶和根也可入药，假种皮（即果肉部分）有养血健脾，行气消肿的功效；果皮有除湿止痢，止血的功效；叶有除湿解毒的功效；根有理气止痛，解毒消肿的功效。

　　荔枝核对糖尿病和心血管系统疾病有确切的作用，且荔枝核的来源易得，价格低廉。荔枝种仁油中50%的不饱和脂肪酸和31%的环丙烷基长链脂肪酸，是降血脂的主

药用历史 "荔枝核"药用之名，始载于《本草衍义》。历代本草多有著录，古今药用品种一致。《中国药典》（2015年版）收载本种为中药荔枝核的法定原植物来源种。主产于中国广东、广西、福建等省区。

有效成分 荔枝核主要含脂肪酸等成分。《中国药典》采用外观性状和粉末鉴定为指标，以控制药材质量。

疗　效 药理研究表明，荔枝核具有降血糖、降血脂、抗病毒、抗肝损伤等作用。
中医理论认为荔枝核具有行气散结，祛寒止痛等功效。

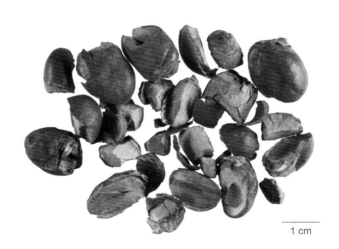

1 cm

药材：荔枝核 Litchi Semen

要成分，因而荔枝种仁油可研制开发为保健食用油。此外，荔枝核富含油脂类，内含大量的二氢苹婆酸及其同系物，可作为提取环丙基脂肪酸的原料，有化工业利用价值。
　　荔枝是中国的常见水果，除了荔枝核的药用价值外，荔枝的假种皮，含丰富的维生素和蛋白质。荔枝壳中含大量的花青素色素类，可以提取荔枝红色素，为理想的天然色素来源。

桃金娘

Taojinniang

英文名 Downy Rose Myrtle
学　名 *Rhodomyrtus tomentosa* (Ait.) Hassk.

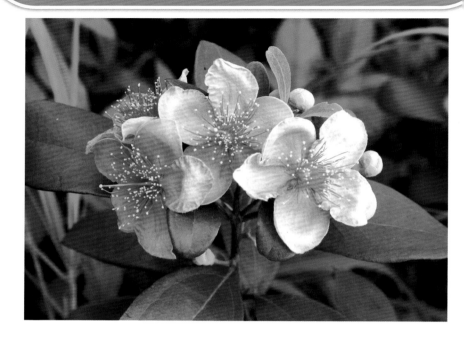

来　源　桃金娘科（Myrtaceae）植物桃金娘*Rhodomyrtus tomentosa* (Ait.) Hassk.，其干燥根和干燥成熟果实入药。中药名：岗稔、岗稔子。

产　地　桃金娘属（*Rhodomyrtus*）植物全世界约有18种，分布于亚洲热带及大洋洲。中国仅1种，供药用。本种分布于中国福建、广东、广西、云南、贵州、湖南南部、台湾等省区；中南半岛、菲律宾、日本、印度、斯里兰卡、马来西亚、印度尼西亚等地亦有分布。

评注

　　商品桃金娘油主要来源于桃金娘科植物香桃木 *Myrtus communis* L. 的叶，经提取制备而成的桃金娘油，主要由 α‑蒎烯、柠檬烯和1,8‑桉叶素等组成。应当注意避免名称相似引致的混淆。

　　桃金娘为中国岭南民间常用草药，用途广泛。其果实常用于治疗血虚体弱、吐血、

药用历史 "桃金娘"药用之名，始载于《本草纲目拾遗》。历代本草多有著录，古今药用品种一致。《中国药典》（1977年版）曾收载本种为中药岗稔的法定原植物来源种；《广东省中药材标准》收载本种为中药岗稔和岗稔子的原植物来源种。主产于中国广东、广西、福建、台湾等省区。

有效成分 桃金娘的根主要含鞣质类成分；果实主要含黄酮苷类成分。《广东省中药材标准》采用薄层色谱法鉴别，以控制药材质量。

疗 效 药理研究表明，桃金娘的根和果实具有止血和抗菌等作用。民间经验认为岗稔具有理气止痛，利湿止泻，祛瘀止血，益肾养血的功效；岗稔子具有养血止血，涩肠固精的功效。

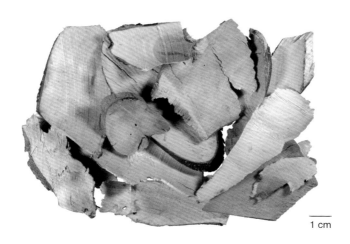

1 cm

药材：岗稔 Rhodomyrti Radix

鼻衄、劳伤咳血等多种出血证。民间经验将岗稔与野艾根同用治疗崩漏，初步药理研究证明两者共用有很好的止血作用。

桃金娘所含色素对光和热稳定性很好，为很有前途的天然色素。此外，岗稔中的维生素含量很高。

翅荚决明

Chijiajueming

英文名 Winged Cassia
学　名 *Cassia alata* L.

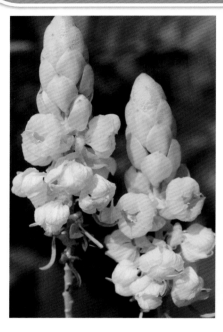
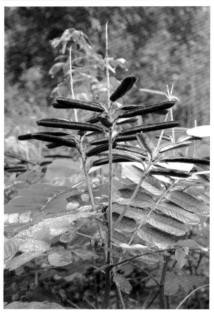

来　源　豆科（Leguminosae）植物翅荚决明*Cassia alata* L.，其干燥叶入药。中药名：对叶豆。

产　地　决明属（*Cassia*）植物全世界约有600种，分布于热带和亚热带地区，少数分布到温带地区。中国原产约有10多种，引种栽培现有20多种，全国各地广布。本属现供药用者近20种。本种分布于中国广东、香港和云南南部地区；原产于美洲热带地区，现广布于世界热带地区。

评注

　　翅荚决明作为中国傣族民族药，还用于治疗咽喉肿痛、口舌生疮、疮肿脓疡、疥癣、湿疹、骨折等。翅荚决明树形健壮粗放，花冠鲜黄色，花姿优雅美观，具有观赏价值，适做行道树和庭园观赏树。

药用历史 翅荚决明以"对叶豆"药用之名，始载于《云南思茅中草药选》，是西双版纳傣族较常用的傣药，亦是台湾民间草药。主产于中国云南和广东等地区。

有效成分 翅荚决明主要含有蒽醌类、黄酮类成分。

疗　效 药理研究表明，翅荚决明具有抗炎、镇痛、抗菌、降血糖、抗氧化等作用。
民间经验认为对叶豆具有祛风燥湿，止痒，缓泻的功效。

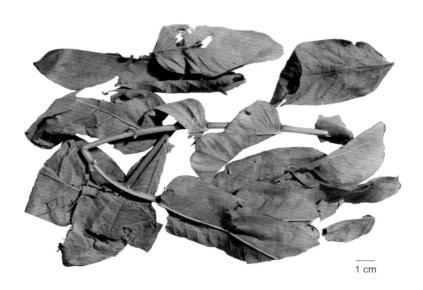

1 cm

药材：对叶豆 Cassiae Alatae Folium

徐长卿
Xuchangqing

英文名 Paniculate Swallowwort
学　名 *Cynanchum paniculatum* (Bge.) Kitag.

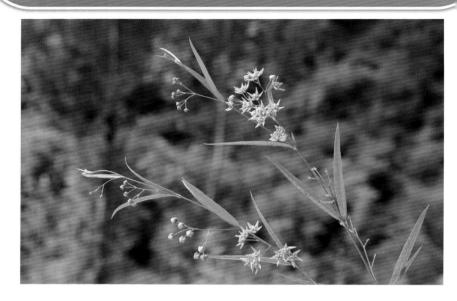

来　源　萝 藦 科（Asclepiadaceae）植 物 徐 长 卿 *Cynanchum paniculatum* (Bge.) Kitag.，其干燥根及根茎入药。中药名：徐长卿。

产　地　鹅绒藤属（*Cynanchum*）植物全世界约有200种，分布于非洲东部、地中海地区及欧亚大陆热带、亚热带及温带地区。中国有53种、2变种，主要分布于西南和南方各省区，西北及东北各省区亦有，现供药用者约24种，2变种。本种中国大部分地区均有分布，日本及朝鲜半岛亦有分布。

评注

　　中国药典收载的白前、白薇和徐长卿均来源于萝藦科鹅绒藤属，它们的形态、性状相似，但所含成分不同，作用各有特点，易发生混淆。徐长卿在一些地区有作白前用，也有作白薇用，还有混作细辛用，故又名竹叶细辛（《植物名汇》），山东个别地区作透骨草用，名为徐长卿透骨草（《全国中草药汇编》）。近年来，由于徐长卿临床用量

药用历史 "徐长卿"药用之名，始载于《神农本草经》，列为上品。历代本草多有著录，古今药用品种一致。《中国药典》(2015年版)收载本种为中药徐长卿的法定原植物来源种。主产于中国江苏、浙江、安徽、山东、湖北、湖南、河南等省。

有效成分 徐长卿主要含C21固醇类成分等。《中国药典》采用高效液相色谱法测定，规定徐长卿中丹皮酚含量不得少于1.3%，以控制药材质量。

疗　效 药理研究表明，徐长卿具有抗炎、镇痛、镇静、抗肿瘤、保肝、免疫促进、解热、抗血小板聚集等作用。
中医理论认为徐长卿具有祛风除湿，行气活血，去痛止痒，解毒消肿的功效。

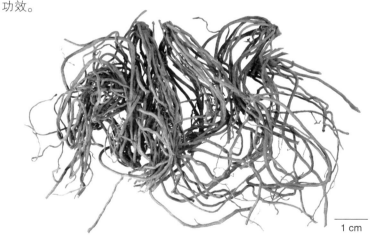

1 cm

药材：徐长卿 Cynanchi Paniculati Radix et Rhizoma

大，资源紧缺，价格高，市场上偶有以白薇、蔓生白薇根的饮片充当徐长卿或掺入徐长卿中，应注意鉴别。
　　徐长卿中挥发油成分丹皮酚具有镇痛、镇静、催眠、解热、抗炎、抗过敏、免疫调节等多种药理活性。近年来，发现鹅绒藤属中C21固醇类化合物具有良好的抗肿瘤、增强免疫、抗氧化活性。

高良姜
Gaoliangjiang

英文名 Lesser Galangal
学　名 *Alpinia officinarum* Hance

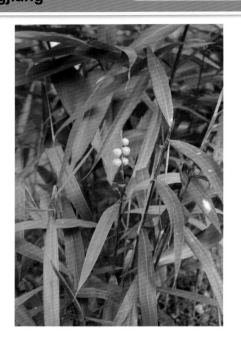

来　源　姜 科（Zingiberaceae）植 物 高 良 姜 *Alpinia officinarum* Hance，其干燥根茎入药。中药名：高良姜。

产　地　山姜属（*Alpinia*）植物全世界约有250种，广布于亚洲热带地区。中国约有46种、2变种，分布于东南部至西南部。本属现供药用者约12种。本种分布于中国海南、广东、广西、香港等省区。

评注
　　高良姜是卫生部规定的药食同源品种之一。同属植物大高良姜 *Alpinia galanga* (L.) Willd. 的干燥根茎，具温胃散寒，行气止痛之功，历史上曾经被《图经本草》记载用作高良姜。

药用历史 "高良姜"药用之名，始载于《名医别录》，列为中品。历代本草多有著录。《中国药典》（2015年版）收载本种为中药高良姜的法定原植物来源种。主产于中国海南、广东、广西。

有效成分 高良姜主要含二苯基庚烷类、黄酮类、挥发油等成分。《中国药典》采用气相色谱法测定，规定高良姜中高良姜素含量不得少于0.70%，以控制药材质量。

疗 效 药理研究表明，高良姜具有抗血栓及凝血、镇痛、降血糖、抗氧化、抗菌、抗肿瘤等作用。
中医理论认为高良姜有温胃散寒，消食止痛的功效。

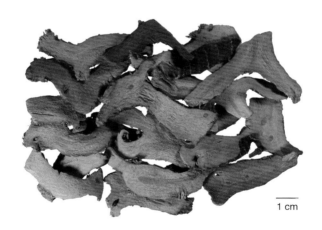

药材：高良姜 Alpiniae Officinarum Rhizoma

高良姜与大高良姜外形相似，但大高良姜所含挥发油较少，香气较淡，药材质量较差。大高良姜根茎含挥发油，并含有黄酮类成分：槲皮素、山奈酚、山奈素、异鼠李素、高良姜素、3-甲基高良姜素，种子含石竹烯氧化物（caryophyllene oxide）、石竹醇I、II（caryophyllenols I–II）等。

益智
Yizhi

英文名 Sharp-leaf Galangal
学　名 *Alpinia oxyphylla* Miq.

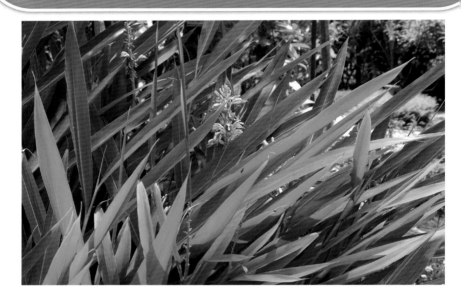

来　源　姜科（Zingiberaceae）植物益智 *Alpinia oxyphylla* Miq.，其干燥成熟果实入药。中药名：益智。

产　地　山姜属（*Alpinia*）植物全世界约有250种，广布于亚洲热带地区。中国约有46种、2变种，分布于东南部至西南部。本属现供药用者约12种。本种分布于中国广东、海南、广西、云南、福建等省区。

评注

　　同属植物山姜 *Alpinia japonica* (Thunb.) Miq. 和华山姜 *A. chinensis* (Retz.) Rose. 的干燥成熟果实可能与益智果实引起混淆，应当注意鉴别。

药用历史 益智以"益智子"药用之名，始载于《南方草木状》。历代本草多有著录，古今药用品种一致。《中国药典》(2015年版)收载本种为中药益智的法定原植物来源种。主产于中国海南、广东，广西、云南、福建亦产。

有效成分 益智主要含挥发油类成分。《中国药典》采用挥发油测定法，规定益智种子中挥发油的含量不得少于1.0% (mL/g)，以控制药材质量。

疗　效 药理研究表明，益智具有保护神经、改善学习记忆能力、抗氧化、抗肿瘤、降血脂等作用。
中医理论认为益智具有温脾止泻，摄涎唾，暖肾，固精缩尿的功效。

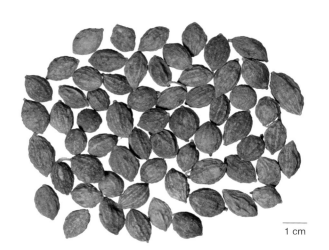

1 cm

药材：益智 Alpiniae Oxyphyllae Fructus

益智仁是卫生部规定的药食同源品种之一。中国益智资源丰富，是四大南药之一，不仅具有药用价值，还具有食用价值。

桑寄生
Sangjisheng

英文名 Chinese Taxillus
学　名 *Taxillus chinensis* (DC.) Danser

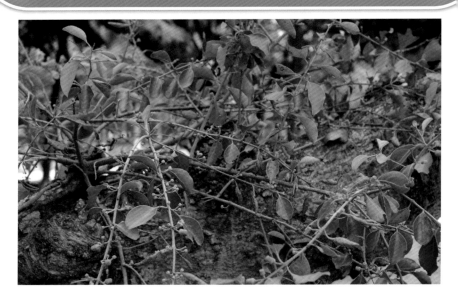

来　源　桑寄生科（Loranthaceae）植物桑寄生 *Taxillus chinensis* (DC.)*Danser*，其干燥的带叶茎枝入药。中药名：桑寄生。

产　地　钝果寄生属（*Taxillus*）植物全世界约有25种，分布于亚洲东南部和南部。中国有15种、5变种，分布于西南和秦岭以南各省区，现供药用者约9种。本种分布于中国广西、广东、香港、福建等省区；越南、老挝、柬埔寨、泰国、马来西亚、印度尼西亚、菲律宾也有分布。

评注

　　桑寄生的原植物来源较为复杂，据本草考证，古代用的桑寄生原植物已有多种。目前在民间使用的品种主要还有湖北桑寄生 *Taxillus sutchuenensis* (Lecomte) Danser、毛叶钝果寄生 *T. nigrans* (Hance) Danser、红花寄生 *Scurrula parasitica* L.、离瓣寄生 *Helixanthera parasitica* Lour.、鞘花寄生 *Macrosolen cochinchinensis* (Lour.) Van Tiegh.。同一种植物，由于其寄主不同，对寄生本身的物质代谢影响不同，其成分和疗效亦可能不同。寄主为马桑 *Coriaria nepalensis*

药用历史　桑寄生以"桑上寄生"药用之名，始载于《神农本草经》，列为上品。历代本草多有著录，除本种作桑寄生入药外，尚有同属其他植物、梨果寄生属（*Scurrula*）和槲寄生属（*Viscum*）植物等。《中国药典》（2015年版）收载本种为中药桑寄生的法定原植物来源种。主产于中国广东、广西、福建等省区。

有效成分　桑寄生主要含桑寄生毒蛋白、桑寄生凝集素和黄酮类成分，其中萹蓄苷是降血压、利尿的有效成分。《中国药典》采用薄层色谱法鉴别，以控制药材质量。

疗　效　药理研究表明，桑寄生具有扩张冠状动脉、降血压、利尿、抗微生物等作用。

中医理论认为桑寄生具有补肝肾，强筋骨，祛风湿，安胎的功效。

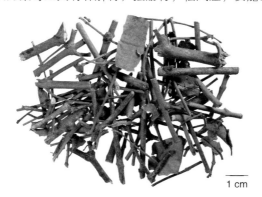

1 cm

药材：桑寄生 Taxilli Herba

Wall. 的桑寄生不可药用，否则会引起中毒，发生惊厥甚至休克死亡，因此在使用桑寄生时应注意鉴别。

　　桑寄生与槲寄生 *Viscum coloratum* (Komar.) Nakai 都作为"桑寄生"入药，从现有的化学和药理研究结果看，两者有相同之处，如都具有降血压、抗炎作用，但两者也存在较大差异，从 LD_{50} 结果看，桑寄生的毒性较小。在两者研究尚未深入情况下，应严格区别使用。

匙羹藤
Chigengteng

英文名 Australian Cowplant
学　名 *Gymnema sylvestre* (Retz.) Schult.

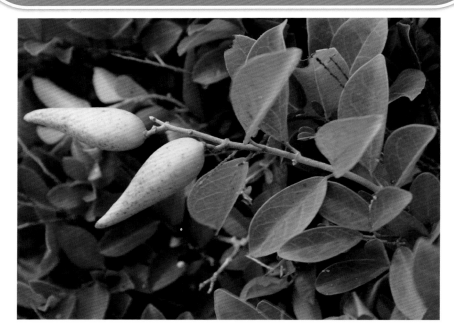

来　源　萝藦科（Asclepiadaceae）植物匙羹藤 *Gymnema sylvestre* (Retz.) Schult.，其根或嫩枝叶入药。中药名：匙羹藤。

产　地　匙羹藤属（*Gymnema*）植物全世界约25种，分布于亚洲热带和亚热带地区以及非洲南部和大洋洲。中国约有8种，现供药用约有7种。本种分布于中国云南、广西、广东、香港、福建、浙江和台湾等省区；印度、越南、印度尼西亚、澳洲和热带非洲也有分布。

评注

　　匙羹藤是民间常用草药，广泛分布于中国南方各省区，资源丰富。近年研究显示匙羹藤具有显著的降血糖作用。据报道，印度产的匙羹藤叶具有抑制砂糖等甜味物质对甜味觉的作用，但中国及其他地区所产匙羹藤叶未发现有抑制甜味觉的作用。有研

药用历史 匙羹藤在中国和印度民间有悠久的药用历史。中国民间用其全株入药，治疗风湿痹痛、脉管炎、毒蛇咬伤；外用治痔疮、消肿、刀枪创伤、杀虱。印度民间将其叶的干粉与蓖麻油一起外用，有抗肿毒作用；根粉外用治疗蛇伤；叶煎剂治疗发烧、咳嗽，以及抗疟、利尿、降血糖等。

有效成分 匙羹藤主要含三萜皂苷类，尚有黄酮、多肽等化合物。据研究报道，齐墩果烷型皂苷是匙羹藤降血糖和抑制甜味反应作用的活性物质，其中匙羹藤酸为降血糖的主要有效成分。

疗　效 药理研究表明，匙羹藤具有降血糖、降血脂、抑制甜味反应等作用。

中医理论认为匙羹藤具有祛风止痛，解毒消肿的功效。近年有日本学者专门成立"匙羹藤研究会"，研究开发匙羹藤降血糖保健茶等保健品。

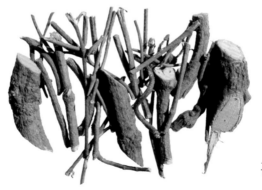

1 cm

药材：匙羹藤 Gymnemae sylvestris Radix seu Ramulus et Folium

究显示中国广西地区产匙羹藤叶中的齐墩果烷型皂苷元结构与印度所产者不同，因此重视中国产匙羹藤属植物并加强研究十分必要。

匙羹藤在抗龋齿和减肥方面也具有显著活性。

野甘草
Yegancao

英文名 Sweet Broomwort
学　名 *Scoparia dulcis* L.

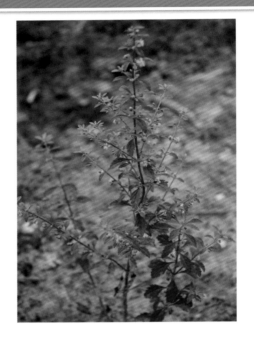

来　源　玄参科（Scrophulariaceae）植物野甘草*Scoparia dulcis* L.其干燥全草入药。中药名：野甘草。

产　地　野甘草属（*Scoparia*）植物全世界约有10种，分布于墨西哥和南美洲，其中仅本种广布于全球热带。中国有1种，可供药用。本种主要分布于中国广东、香港、广西、云南、福建等省区；原产于美洲热带，现已分布于全球热带地区。

评注

　　野甘草酸（scopadulcic acids）等二萜类成分有不同强度的抗病毒、降血糖和抗肿瘤的作用，值得深入研究。

药用历史 野甘草为民间惯用草药,《福建民间草药》《闽南民间草药》《广西中药志》《广东中药》等均有记载,别名：冰糖草。巴西民间医学也将野甘草用于治疗支气管炎、胃肠道疾病、痔疮、昆虫叮咬和外伤。主产于中国广东、广西、云南、福建,以及全球热带地区。

有效成分 野甘草主要含二萜类、黄酮类和木脂素类成分,其中二萜类成分为野甘草的活性成分。

疗 效 药理研究表明,野甘草具有抗病毒、抗菌、抗肿瘤、降血糖等作用。
民间经验认为野甘草具有疏风止咳,清热利湿的功效。

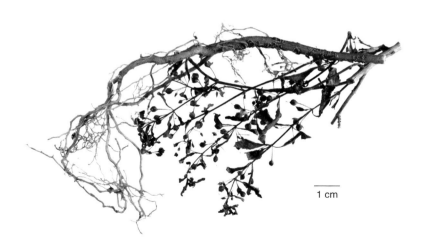

1 cm

药材：野甘草 Scopariae Herba

野胡萝卜

Yehuluobo

英文名 Wild Carrot
学　名 *Daucus carota* L.

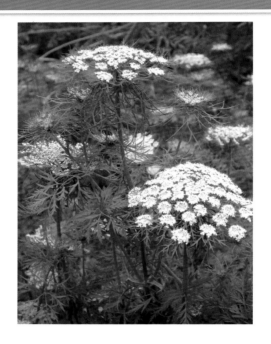

来　源　伞形科（Umbelliferae）植物野胡萝卜 *Daucus carota* L.，其干燥果实入药。中药名：南鹤虱。

产　地　胡萝卜属（*Daucus*）植物全世界约有60种，分布于欧洲、非洲、美洲和亚洲。中国有1种和1栽培变种，均可供药用。本种分布于中国四川、贵州、湖北、江西、安徽、江苏和浙江等省；欧洲及东南亚地区也有分布。

评注

　　菊科植物天名精 *Carpesium abrotanoides* L. 的果实，名为鹤虱；伞形科植物小窃衣 *Torilis japonica* (Houttuyn) de Candolle 的果实，名为华南鹤虱，因两者名

药用历史 "野胡萝卜"药用之名，始载于《救荒本草》。在《本草求真》中被认为是鹤虱的代用品。《中国药典》（2015年版）收载本种为中药南鹤虱的法定原植物来源种。主产于江苏、安徽、湖北和浙江等省。

有效成分 南鹤虱主要含挥发油和黄酮类成分。《中国药典》采用薄层色谱法鉴别，以控制药材质量。

疗 效 药理研究表明，南鹤虱具有驱虫、抑菌、扩张冠状动脉、抗生育等作用。
中医理论认为南鹤虱具有杀虫，消积，止痒的功效。

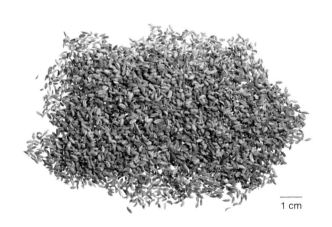

1 cm

药材：南鹤虱 Carotae Fructus

称与南鹤虱相近，常相互混淆。实验证明，鹤虱和南鹤虱均有很好的驱虫作用，且南鹤虱的作用更强，而华南鹤虱无效，临床应区别使用。

闭鞘姜
Biqiaojiang

英文名 Crape Ginger
学　名 *Costus speciosus* (Koen.) Smith

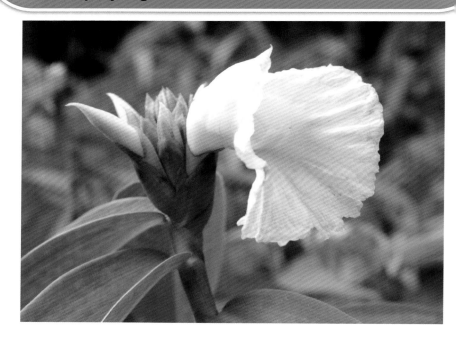

来　源　姜科（Zingiberaceae）植物闭鞘姜 *Costus speciosus* (Koen.) Smith，其干燥根茎入药。中药名：樟柳头。

产　地　闭鞘姜属（*Costus*）植物全世界约有150种，分布于热带及亚热带地区。中国约有3种，主要分布于东南部至西南部，均可供药用。本种分布于中国广东、香港、广西、海南、云南、台湾等省区；亚洲热带广布。

评注

　　闭鞘姜的中药异名之一为"广东商陆"；《中国药典》（2015年版）收载商陆科植物商陆 *Phytolacca acinosa* Roxb. 或垂序商陆 *P. americana* L. 为中药商陆的法定原植物来源种。临床使用广东商陆、商陆以及其他商陆类药材时，应当注意鉴别。

　　薯蓣皂苷元是制药工业合成固醇激素药物的一个重要原料之一。目前中国国内工

"闭鞘姜"药用之名，始载于清《生草药性备要》。主产于中国广东、广西、海南、云南、台湾等省区。

有效成分 闭鞘姜主要含固醇皂苷类、固醇皂苷元类成分，其中固醇皂苷为闭鞘姜的活性成分。

疗　效 药理研究表明，闭鞘姜具有抗炎、抗菌、抗病毒、抗肿瘤等作用。

民间经验认为樟柳头具有利水消肿，清热解毒的功效。

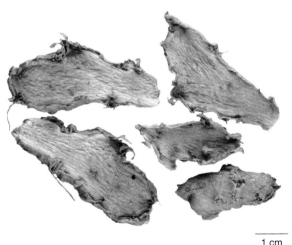

1 cm

药材：樟柳头 Costi Speciosi Rhizoma

业上主要是从薯蓣科植物盾叶薯蓣*Dioscorea zingiberensis* C. H. Wright 和穿龙薯蓣*D. nipponica* Makino，这两种植物中提取薯蓣皂苷元，其得率为2%左右，而国外报道，自闭鞘姜中提取薯蓣皂苷元的得率为2.12%。

闭鞘姜也是中国海南省山区黎族著名食用野菜，其嫩茎可腌制或鲜食。

蛇足石杉
Shezushishan

英文名 Serrate Clubmoss
学 名 *Huperzia serrata* (Thunb. ex Murray) Trev.

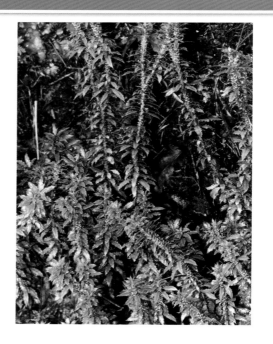

来　源　石杉科（Huperziaceae）植物蛇足石杉 *Huperzia serrata* (Thunb. ex Murray) Trev.，其干全草入药。中药名：千层塔。

产　地　石杉属（*Huperzia*）植物全世界约有100种，主要分布于热带和亚热带。中国约有25种、1变种，主要分布于西南地区，本属现供药用者约有3种。本种在中国除西北部分省区和华北地区外均有分布；亚洲其他国家、太平洋地区、俄罗斯、大洋洲、中美洲也有分布。

评注

千层塔岭南民间用于跌打损伤，又名"金不换"。

石杉碱A（Huperzine A）对脑内乙酰胆碱酯酶有极高的选择性抑制作用，且周边副作用甚微，已成功开发应用于早老性痴呆及良性记忆障碍的治疗。

药用历史 蛇足石杉以"千层塔"药用之名，始载于《植物名实图考》，中国大部分地区均产。

有效成分 蛇足石杉中主要含生物碱类、三萜类成分等。

疗　效 药理研究表明，蛇足石杉具有抗胆碱酯酶、保护神经细胞、增强学习记忆、缩瞳等作用。
民间经验认为千层塔有散瘀止血，消肿止痛，除湿，清热解毒的功效。

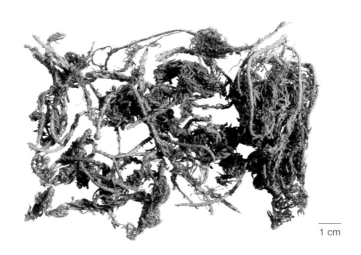

1 cm

药材：千层塔 Huperziae Serratae Herba

同属植物作千层塔入药者尚有：长柄石杉 *Huperzia serrate* (*thunb.*) Trev. f. *longipetiolata* (Spring) C. Y. Yang 和虱婆草 *H. serrata* (Thunb.) Trev. f. *intermedia* (Nakai) Ching。

粗叶榕

Cuyerong

英文名 Hairy Fig
学　名 *Ficus hirta* Vahl

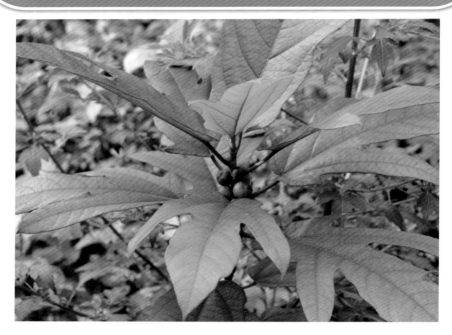

来　源　　桑科（Moraceae）植物粗叶榕 *Ficus hirta* Vahl，其干燥根入药。中药名：五指毛桃。

产　地　　榕属（*Ficus*）植物全世界约有1000种，分布于热带、亚热带地区。中国约有98种、3亚种、43变种、2变型。本属现供药用者约18种、1亚种、10变种。本种分布于中国云南、贵州、广西、广东、香港、海南、湖南、福建、江西等省区；尼泊尔、不丹、印度、越南、缅甸、泰国、马来西亚、印度尼西亚也有分布。

评注

《中国药典》(1977年版)曾收载五指毛桃为同属植物五指毛桃 *Ficus simplicissima* Lour.，其后不少参考书都把粗叶榕和简叶榕的拉丁名张冠李戴，经

药用历史　五指毛桃以"五爪龙"药用之名，始载于清《生草药性备要》。本草书中常与同属植物五指毛桃*Ficus simplicissima* Lour.混淆。《广东省中药材标准》收载本种为中药五指毛桃的原植物来源种。主产于中国广东、海南、广西。

有效成分　粗叶榕的根含香豆素类和黄酮类成分。《广东省中药材标准》用水溶性浸出物法测定，规定五指毛桃的浸出物不得少于7.0%，以控制药材质量。

疗　效　药理研究表明，粗叶榕具有镇咳、平喘、祛痰、提高免疫力和抗菌等作用。
民间经验认为五指毛桃具有祛风除湿，祛瘀消肿的功效。

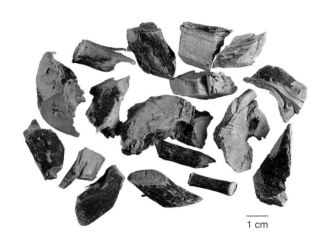

1 cm

药材：五指毛桃 Fici Radix

考证，五指毛桃应为粗叶榕 *F. hirta* Vahl. 的根。
　　五指毛桃是岭南地区常用药，由于具补肺功效，因此有土黄芪、南芪之称，近年被开发为汤料、药酒、冲剂等。

阳春砂
Yangchunsha

英文名 Villous Amomum
学　名 *Amomum villosum* Lour.

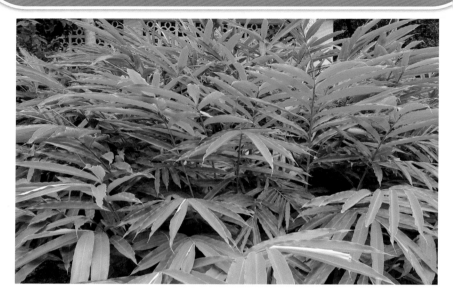

来　源　姜科（Zingiberaceae）植物阳春砂 *Amomum villosum* Lour.，其成熟干燥果实入药。中药名：砂仁。

产　地　豆蔻属（*Amomum*）植物全世界约有150种，分布于亚洲、澳洲的热带地区。中国约有24种、2变种，分布于南方省区，本属现供药用约有11种、1变种。本种分布于中国福建、广东、广西、云南等省区。

评注

　　《中国药典》还收载同属植物绿壳砂 *Amomum villosum* Lour. var. *xanthioides* T. L. Wu et Senjen、海南砂 *A. longiligulare* T. L. Wu 为中药砂仁的法定原植物来源种。

药用历史 阳春砂以"缩沙蜜"药用之名，始载于《药性论》。历代本草多有著录，自古以来作药用者系本属多种植物。《中国药典》（2015年版）收载本种为中药砂仁的法定原植物来源种之一。主产于中国广东、海南、云南、广西等省区。

有效成分 阳春砂果实主要含挥发油类活性成分，以及黄酮类成分等。《中国药典》采用挥发油测定法测定，规定砂仁种子团挥发油含量不得少于3.0% (mL/g)；用气相色谱法测定，规定砂仁种子团中乙酸龙脑酯的含量不得少于0.90%，以控制药材质量。

疗　效 药理研究表明，阳春砂果实具有调整胃肠运动、抗炎镇痛、抗血小板凝集等作用。

中医理论认为砂仁具有化湿开胃，温脾止泻，理气安胎的功效。

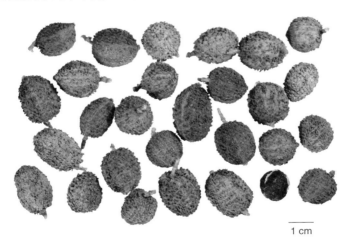

1 cm

药材：砂仁 Amomi Fructus

主产于中国广东省的砂仁是当前中国药用砂仁商品主流品种之一，以广东阳春县所产最为著名，为道地南药砂仁。砂仁从古至今药食皆用，是卫生部规定的药食同源品种之一。

黄皮
Huangpi

英文名 Chinese Wampee
学　名 *Clausena lansium* (Lour.) Skeels

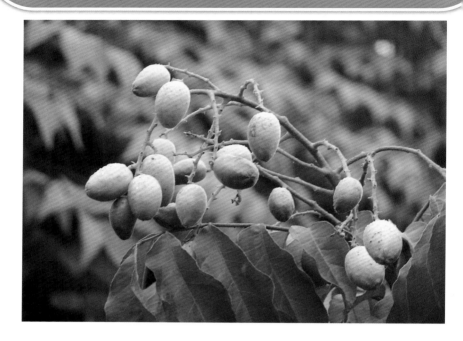

来　源　芸香科（Rutaceae）植物黄皮 *Clausena lansium* (Lour.) Skeels，其干燥叶和干燥成熟种子入药。中药名：黄皮叶、黄皮核。

产　地　黄皮属（*Clausena*）植物全世界约有30种，分布于亚洲、非洲、澳洲及新西兰。中国约有10种、2变种，其中1种为引进栽培，分布于长江以南地区，以云南、广西和广东的种类最多。本属现供药用者约5种、1变种。本种原产于中国南部地区，福建、广东、香港、广西、云南、台湾、贵州南部及四川金沙江河谷均有栽培，现世界热带及亚热带地区有引种。

评注

　　黄皮叶中的黄皮酰胺类成分具有较强的抗衰老和益智作用，值得进一步开发利用。黄皮果含丰富的氨基酸和多种人体需要的微量元素，是热带、亚热带水果之一，具有较高的营养和药用价值。

药用历史 "黄皮叶"和"黄皮核"药用之名，始载于《岭南采药录》。黄皮最早以成熟果实入药，"黄皮果"药用之名，始载于《本草纲目》，历代本草多有著录，古今药用品种一致。《广东省中药材标准》收载本种为中药黄皮核的原植物来源种。主产于中国广西，四川、云南、贵州、湖北等地亦产。

有效成分 黄皮叶主要含酰胺类和咔唑生物碱类成分，其中黄皮酰胺为主要活性成分；黄皮核主要含酰胺类成分。

疗　效 药理研究表明，黄皮叶具有保肝、益智、抗氧化、降血糖等作用。民间经验认为黄皮叶具有解表散热，行气化痰，利尿，解毒的功效；黄皮核具有行气止痛，解毒散结的功效。

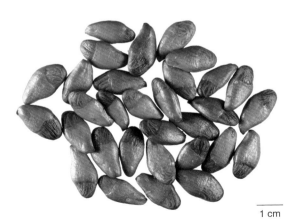

1 cm

药材：黄皮核 Clausenae Lansii Semen

肾茶
Shencha

英文名 Spicate Clerodendranthus
学 名 *Clerodendranthus spicatus*
(Thunb.) C. Y. Wu ex H. W. Li

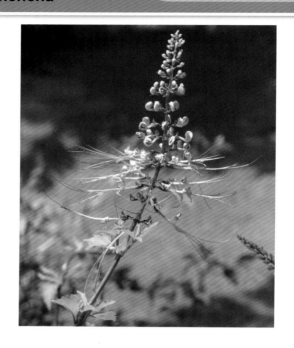

来　源　唇形科（Labiatae）植物肾茶 *Clerodendranthus spicatus* (Thunb.) C. Y. Wu ex H. W. Li，其干燥全草入药。中药名：猫须草。

产　地　肾茶属（*Clerodendranthus*）植物全世界约有5种，分布于东南亚至澳洲。中国有1种，可供药用。本种分布于中国广东、香港、福建、海南、广西、云南、台湾等省区；印度、缅甸、泰国、从印度尼西亚、菲律宾至澳洲及邻近岛屿也有分布。

评注

据报道，海南深红鸡脚参 *Orthosiphon rubicundus* (D. Don) Benth. var. *hainanensis* Sun ex C. Y. Wu 与本种相似，其叶为窄椭圆形或长圆形，边缘锯齿较粗，叶柄很短或无叶柄，应注意鉴别，以免产生混乱。

药用历史 肾茶为傣族民间传统草药，已有2000余年的使用历史，其傣文药名"雅糯秒"，始载于傣族医书《贝叶经》《档哈雅》中。曾以"猫须公"药用之名，载于广州部队《常用中草药手册》。主产于中国广东、海南、广西、云南、台湾等省区。

有效成分 肾茶主要含二萜类、三萜类、黄酮类、三萜皂苷类成分等。

疗 效 药理研究表明，肾茶具有利尿、抗肿瘤、抗炎、免疫调节、抗氧化作用、抗血小板聚集及抗血栓、抗系膜细胞增殖、抗菌等作用。民间经验认为猫须草具有清热利湿，通淋排石的功效。

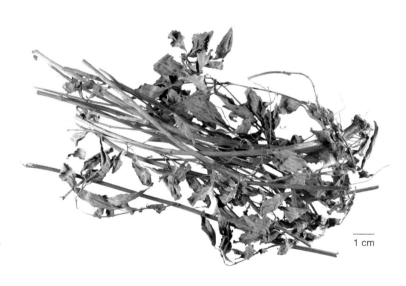

1 cm

药材：猫须草 Clerodendranthi Spicati Herba

酢浆草
Cujiangcao

英文名 Creeping Woodsorrel
学 名 *Oxalis corniculata* L.

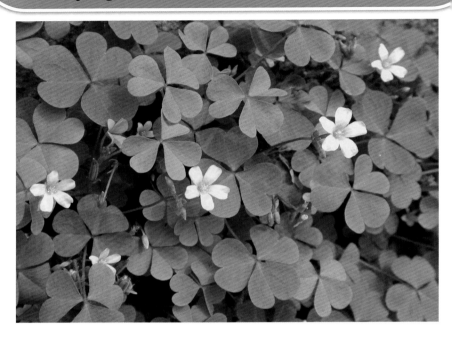

来　源　酢浆草科（Oxalidaceae）植物酢浆草 *Oxalis corniculata* L.，
其新鲜或干燥全草入药。中药名：酢浆草。

产　地　酢浆草属（*Oxalis*）植物全世界约800种，主要分布于南美及
南非，特别是好望角。中国有5种、3亚种、1变种，其中2种为引进的外
来种，本属现供药用者6种。本种广布于全国各地，亚洲温带和亚热带地
区、欧洲、地中海及北美地区均有分布。

评注

　　酢浆草与同属植物红花酢浆草 *Oxalis corymbosa* DC.近缘，二者化学成分及
药用功效类同，拓展了酢浆草的药用来源范围。

　　酢浆草较易繁殖，在草坪中、路边比较常见。

药用历史 "酢浆草"药用之名，始载于《新修本草》。历代本草多有著录，古今药用品种一致。主产于中国华南、西南、华北、东北、西北各省区。

有效成分 酢浆草主要含黄酮类、有机酸类、类脂类成分等。

疗　效 药理研究表明，酢浆草具有止泻、抗菌等作用。
中医理论认为酢浆草具有清热利湿，凉血散瘀，解毒消肿的功效。

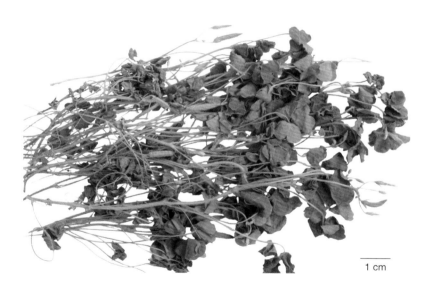

1 cm

药材：酢浆草 Oxalis Corniculatae Herba

紫花地丁
Zihuadiding

英文名 Tokyo Violet
学　名 *Viola yedoensis* Makino

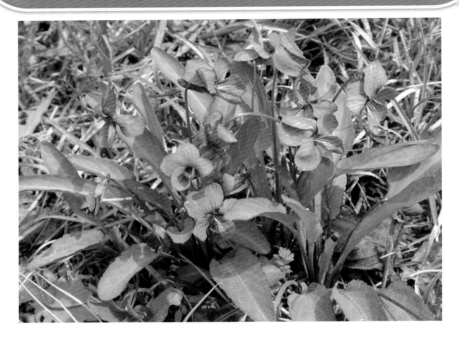

来　源　董菜科（Violaceae）植物紫花地丁 *Viola yedoensis* Makino，
其干燥全草入药。中药名：紫花地丁。

产　地　董菜属（*Viola*）植物全世界约有500种，广布于温带、热带及
亚热带地区，主要分布于北半球的温带地区。中国约有111种，南北各
省均有分布。现供药用者约有25种。本种分布于中国大部分省区；朝鲜
半岛、日本和俄罗斯远东地区也有分布。

评注

　　现在有四类"地丁"在不同地区使用。第一类是罂粟科植物布氏紫堇 *Corydalis
bungeana* Turcz. 药材称苦地丁；第二类是豆科植物米口袋 *Gueldenstaedtia
multiflora* Bge. 药材称甜地丁；第三类是龙胆科植物华南龙胆 *Gentiana loureiri*

药用历史 "紫花地丁"药用之名，始载于《千金方》，历代本草多有著录。《中国药典》(2015年版)收载本种为中药紫花地丁的法定原植物来源种。主产于江苏、安徽、浙江、福建等省。

有效成分 紫花地丁主要含黄酮类成分等。《中国药典》以性状、显微和薄层色谱鉴别等方面来控制药材质量。

疗　效 药理研究表明，紫花地丁具有抗病原微生物、抗内毒素的作用。中医理论认为紫花地丁具有清热解毒、凉血消肿的功效。

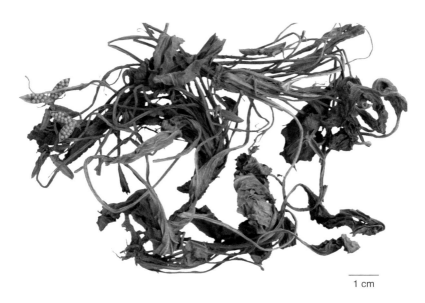

1 cm

药材：紫花地丁 Violae Herba

Griseb 和灰绿龙胆 *G. yokusai* Burk. 药材称龙胆地丁；第四类为堇菜科植物紫花地丁 *Viola yedoensis* Makino 及其同属多种植物。《中国药典》规定以紫花地丁为正品，其他三种应以苦地丁、甜地丁、龙胆地丁的名称分别药用。

紫茉莉
Zimoli

英文名 Common Four-o'clock
学　名 *Mirabilis jalapa* L.

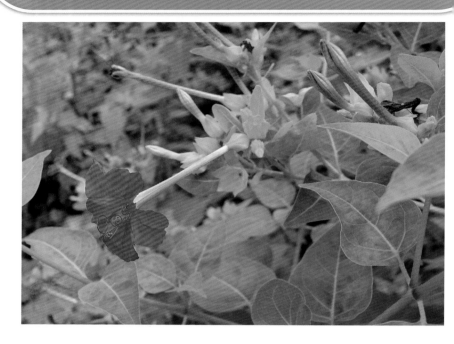

来　源　紫茉莉科（Nyctaginaceae）植物紫茉莉 *Mirabilis jalapa* L.，其干燥根入药。中药名：紫茉莉根。

产　地　紫茉莉属（*Mirabilis*）植物全世界约有50种，分布于热带美洲。中国栽培1种，有时逸为野生，可供药用。本种中国各地均有栽培，原产于热带美洲。

评注

　　紫茉莉不仅根入药，其地上部分（包括叶、果实、花）也作药用。功效与根类似。

　　紫茉莉的根为常见的天麻伪品。但两者功用、主治完全不同，曾有将紫茉莉的根误作天麻用而发生中毒事故，值得注意。

药用历史 紫茉莉根以"白花参"药用之名，始载于《滇南本草》，列于苦丁香项下。中国岭南地区称其为入地老鼠。历代本草多有著录，古今药用品种一致。中国各地均产。

有效成分 紫茉莉中主要含鱼藤酮类、生物碱类、萜类成分等。

疗　效 药理研究表明，紫茉莉具有降血糖、抗前列腺增生、抗病毒、抗菌等作用。
中医理论认为紫茉莉根有清热利湿、解毒活血的功效。

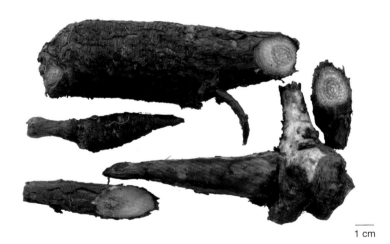

1 cm

药材：紫茉莉根 Mirabilis Jalapae Radix

　　紫茉莉作为一种观赏花卉和传统中药，在中国各地广泛种植。近年，紫茉莉新的功能被不断发现，如降血糖、抗前列腺增生等。据报道，紫茉莉的种子还能作为天然淀粉和化妆品的生产原料。

紫萍
Ziping

英文名 Duckweed
学　名 *Spirodela polyrrhiza* (L.)
Schleid.

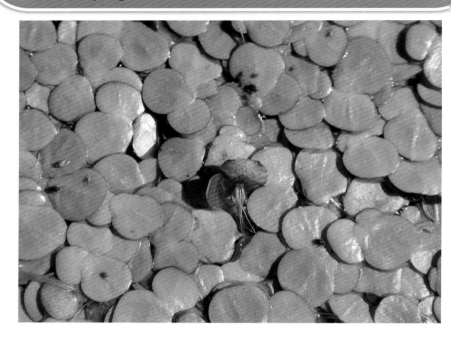

来　源　浮萍科（Lemnaceae）植物紫萍 *Spirodela polyrrhiza* (L.)
Schleid.，其干燥全草入药。中药名：浮萍。

产　地　紫萍属（*Spirodela*）植物全世界约有6种，分布于温带和热带
地区。中国约有2种，仅本种供药用。本种分布于中国南北各地及全世界
温带和热带地区。

评注
　　紫萍全株都可入药，还可做饲料和饵料等，经济效益和社会效益较高，有很好的
开发利用前景。

药用历史 紫萍以"水萍"药用之名，始载于《神农本草经》，历代本草多有著录。《中国药典》(2015年版)收载本种为中药浮萍的法定原植物来源种。主产于中国湖北、福建、四川、江苏、浙江等省。

有效成分 紫萍主要有效成分为黄酮类和胡萝卜素类化合物。《中国药典》以药材性状鉴别来控制药材质量。

疗　效 药理研究表明，紫萍具有解热、抗感染、利尿、强心等作用。中医理论认为浮萍具有宣散风热、透疹、利尿的功效。

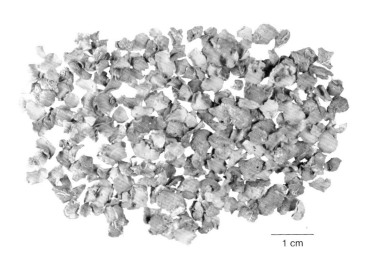

1 cm

药材：浮萍 Spirodelae Herba

天南星科植物大薸 *Pistia stratiotes* L.在香港、广东和广西为浮萍的地区习惯用药，中药名为大浮萍。大薸在《全国中草药汇编》中记载："孕妇忌服。本品根有微毒，内服应去根。"

过路黄
Guoluhuang

英文名 Christina Loosestrife
学　名 *Lysimachia christinae* Hance

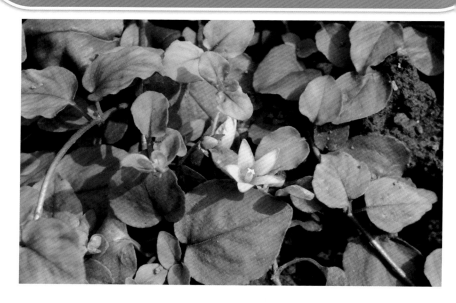

来　源 报春花科（Primulaceae）植物过路黄 *Lysimachia christinae* Hance，其干燥全草入药。中药名：金钱草。

产　地 珍珠菜属（*Lysimachia*）植物全世界约有180种，主要分布于北半球温带和亚热带地区，少数分布于非洲、拉丁美洲和大洋洲。中国有132种、1亚种、17变种，本属现供药用约有34种、2变种。本种分布于中国中南、西南、华南及华东等地区。

评注

　　香港地区使用的金钱草为豆科植物广金钱草 *Desmodium styracifolium* (Osbeck) Merr. 的地上部分。《中国药典》已将金钱草与广金钱草分列条目，两者应区

药用历史 过路黄以"神仙对坐草"药用之名，始载于《百草镜》。历代本草多有著录，古今药用品种一致。《中国药典》（2015年版）收载本种为中药金钱草的法定原植物来源种。主产于中国四川及长江流域各省区。

有效成分 过路黄主要含黄酮类成分。《中国药典》采用高效液相色谱法测定，规定金钱草中槲皮素、山柰素的总量不得少于0.10%，以控制药材质量。

疗　效 药理研究表明，过路黄具有利尿排石、利胆排石、抗炎、免疫抑制、抗氧化等作用。
中医理论认为金钱草具有利水通淋、清热解毒、散瘀消肿的功效。

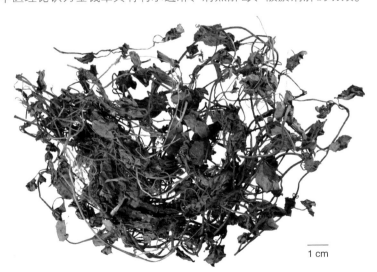

1 cm

药材：金钱草 Lysimachiae Herba

别使用。

番荔枝
Fanlizhi

英文名 Custard Apple
学　名 *Annona squamosa* L.

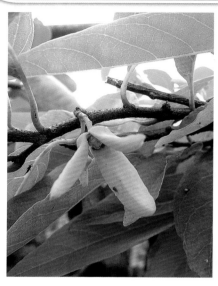
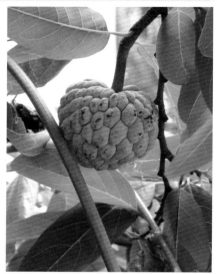

来　源　番荔枝科（Annonaceae）植物番荔枝 *Annona squamosa* L.，其干燥成熟种子入药。中药名：番荔枝子。

产　地　番荔枝属（*Annona*）植物全世界有120余种，原产于美洲热带地区，少数产于非洲热带地区，现亚洲热带地区多有引种栽培。中国栽培有5种，本属现供药用约有2种。本种中国浙江、福建、广东、香港、广西、云南、台湾等省区均有栽培；原产于热带美洲，现全世界热带地区均有栽培。

评注

　　番荔枝的干燥根和叶亦可用作药用。番荔枝根具有清热解毒的功效，主治热毒血痢。番荔枝叶具有收敛涩肠、清热解毒的功效，主治赤痢、精神抑郁、小儿脱肛、脊髓骨病、恶疮肿痛。

药用历史 "番荔枝" 药用之名，始载于《植物名实图考》。《广东省中药材标准》收载本种为中药番荔枝子的原植物来源种。原产于美洲热带地区，现中国浙江、福建、广东、广西、云南、台湾等省区均产。

有效成分 番荔枝含内酯类、生物碱类、二萜类、黄酮类成分等。《广东省中药材标准》采用薄层色谱法鉴定，以控制药材质量。

疗　效 药理研究表明，番荔枝具有抗肿瘤、抗菌、杀虫、抗疟、抗糖尿病等作用。

中医理论认为番荔枝子具有补脾胃、清热解毒、杀虫的功效。

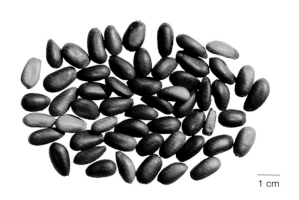

1 cm

药材：番荔枝子 Annonae Squamosae Semen

番荔枝及其同属植物圆滑番荔枝*Annona glabra* L.、牛心番荔枝*A. reticulata* L. 等所含番荔枝内酯是一类很有希望的新抗癌药物，特别是多鳞番荔枝辛 G（Squamocin G）具良好的抗肿瘤活性。

除药用外，番荔枝的果实还是世界有名的热带水果之一，且具有较高的营养价值。

钩吻

Gouwen

英文名 Graceful Jessamine
学　名 *Gelsemium elegans* (Gardn. et Champ.) Benth.

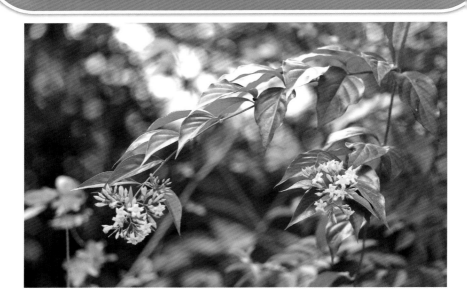

来　源　马钱科（Loganiaceae）植物钩吻 *Gelsemium elegans* (Gardn. et Champ.) Benth.，其干燥全株或根入药。中药名：钩吻。

产　地　钩吻属（*Gelsemium*）植物全世界约2种，1种产于亚洲东南部，另1种产于美洲。中国仅产本种，供药用。本种分布于中国江西、福建、台湾、湖南、广东、香港、广西、贵州和云南等省区；印度、缅甸、泰国、老挝、越南、马来西亚和印度尼西亚也有分布。

评注

　　钩吻是剧毒植物，长期以来，仅作外用。应用不当或误服可致中毒，有时甚至致命。每公斤体重注射4.0mg以上的钩吻总碱可抑制家兔的呼吸，使心率减慢、血压降低。每公斤体重注射8.0mg的钩吻总碱可导致家兔死亡，其机理为抑制延脑的呼吸中枢，导致呼吸中枢麻痹，呼吸衰竭而死亡，同时还作用于迷走神经和心肌，导致血液

药用历史 "钩吻"药用之名，始载于《神农本草经》，列为下品。历代本草多有著录，古今药用品种一致。钩吻为世界著名的剧毒植物。因其有剧毒，古人认为此草入口即钩人喉吻，故名钩吻，又名断肠草。本品为常绿缠绕藤本，蔓生，故又名胡蔓藤，其根部谓黄藤根（福建）。《广东省中药材标准》收载本种为中药钩吻的原植物来源种。主产于中国广东、广西、福建、浙江、云南和贵州等省区。

有效成分 钩吻主要含吲哚生物碱类成分，为抗肿瘤的主要活性成分。《广东省中药材标准》采用热浸法测定，规定钩吻水溶性浸出物不得少于8.0%，以控制药材质量。

疗　效 药理研究表明，钩吻具有抗肿瘤、镇痛、镇静、调节免疫等作用。
民间经验认为钩吻具有祛风攻毒，消肿散结，止痛的功效。

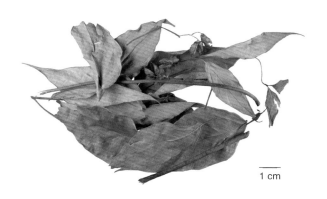

1 cm

药材：钩吻 Gelsemii Elegantis Herba

循环障碍，从而加剧了对肝、肾等脏器的损害。
　　但近年来，由于发现钩吻在抗肿瘤和止痛等方面具有开发价值，开始对钩吻的内服制剂进行临床研究。

钩藤
Gouteng

英文名 Sharpleaf Gambirplant
学 名 *Uncaria rhynchophylla* (Miq.)
Miq. ex Havil

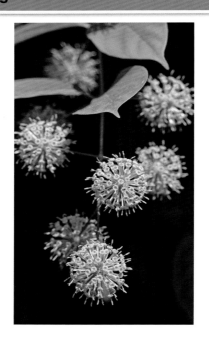

来　源　茜草科（Rubiaceae）植物钩藤*Uncaria rhynchophylla* (Miq.)
Miq. ex Havil，其干燥带钩茎枝入药。中药名：钩藤。

产　地　钩藤属（*Uncaria*）植物在全世界共有34种，主要分布于亚洲
热带和澳洲等地，少数分布于热带美洲和非洲。中国有11种、1变型，
分布于南部和中部省区。本属现供药用者约5种。本种分布于中国广东、
香港、广西、云南、贵州、福建、湖南、湖北及江西，日本也有分布。

评注

钩藤为多来源中药材。除本种外，《中国药典》还收载大叶钩藤*Uncaria
macrophylla* Wall.、毛钩藤 *U. hirsuta* Havil.、华钩藤 *U. sinensis* (Oliv.) Havil.
及无柄果钩藤 *U. sessilifructus* Roxb.为钩藤的法定原植物来源种。本种和华钩藤、
大叶钩藤占商品的主流地位。

药用历史 钩藤以"钓藤"药用之名，始载于《名医别录》，列为下品。中国历代本草多有著录，入药者为钩藤属多种植物。《中国药典》（2015年版）收载本种为中药钩藤的法定原植物来源种之一。主产于中国广西、江西、湖南、浙江、福建、广东、安徽等省区。

有效成分 钩藤主要含吲哚类生物碱类成分，其中钩藤碱和异钩藤碱是主要活性成分。《中国药典》采用热浸法测定，规定钩藤的醇溶性浸出物不得少于6.0%，以控制药材质量。

疗　效 药理研究表明，钩藤具有降血压、抗心律失常、舒张血管、抑制血小板聚集、抗血栓形成、保护脑组织、抗惊厥、抗癫痫、镇静等作用。
中医理论认为钩藤具有息风止痉，清热平肝的功效。

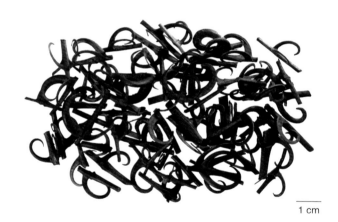

1 cm

药材：钩藤 Uncariae Ramulus Cum Uncis

同属的另一种植物绒毛钩藤 *U. tomentosa* (Willd.) DC.，亦称"猫爪藤"，原产于南美亚马逊地区热带雨林，其树皮与根皮为秘鲁传统草药。
钩藤属植物在中国民间广泛应用，除传统用带钩茎枝外，更多是使用根、老茎或叶，用于治疗风湿腰痛、高血压、呕血、小儿脱肛、骨髓炎、水肿及神经性头痛等常见病。

绞股蓝
Jiaogulan

英文名 Five-leaf Gynostemma
学　名 *Gynostemma pentaphyllum* (Thunb.) Makino

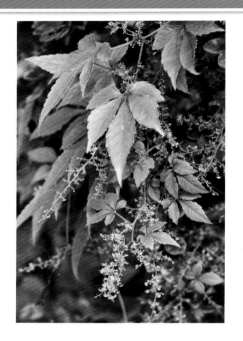

来　源　葫芦科（Cucurbitaceae）植物绞股蓝 *Gynostemma pentaphyllum* (Thunb.) Makino，其干燥全草入药。中药名：绞股蓝。

产　地　绞股蓝属（*Gynostemma*）植物全世界约13种，主要产亚洲热带至东亚，自喜马拉雅山至日本、马来群岛和新几内亚岛。中国有11种、2变种，供药用者仅本种。本种产自中国陕西南部和长江以南各省区。此外，印度、尼泊尔、孟加拉、斯里兰卡、缅甸、老挝、越南、马来西亚、印度尼西亚、新几内亚、朝鲜半岛和日本亦有分布。

评注

　　绞股蓝作用广泛，其药理作用及化学成分与人参有类似之处，已开发为保健品，被誉为"南方人参"，绞股蓝具有资源丰富和价格低廉的优点，具有广阔的开发利用前景。

药用历史 "绞股蓝"药用之名，始载于《救荒本草》。古今药用品种一致。主产于中国长江以南地区。

有效成分 绞股蓝主要含三萜皂苷类成分。其中绞股蓝皂苷为主要药理活性成分。

疗 效 药理研究表明，绞股蓝具有增强免疫、降血脂、抗肿瘤、抗血栓形成、抗肝纤维化、改善记忆、镇痛等作用。
中医理论认为绞股蓝有清热，补虚，解毒的功效。

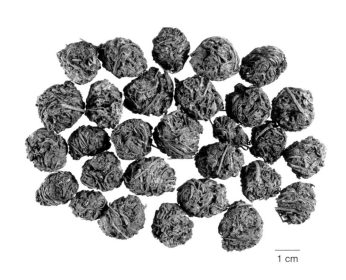

1 cm

药材：绞股蓝 Gynostemmatis Pentaphylli Herba

叶下珠
Yexiazhu

英文名 Common Leafflower
学 名 *Phyllanthus urinaria* L.

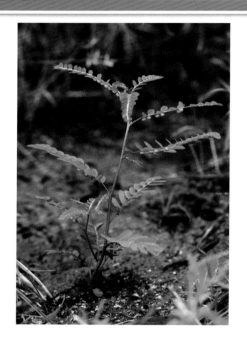

来　源　大戟科（Euphorbiaceae）植物叶下珠 *Phyllanthus urinaria* L.，其新鲜或干燥全草入药。中药名：叶下珠。

产　地　叶下珠属（*Phyllanthus*）植物全世界约有600种，主要分布于热带及亚热带地区，少数分布在北温带地区。中国约有33种、4变种，主要分布于长江以南各省区。本属现供药用者约有10种。本种分布于中国河北、山西、陕西、华东、华中、华南、西南等省区；印度、斯里兰卡、中南半岛、日本、马来西亚、印度尼西亚至南美洲也有分布。

评注

　　自印度学者 Thyagarajan 报道，用同属植物珠子草 *Phyllanthus niruri* L. 抗乙肝病毒有效以来，人们开始关注叶下珠属植物。研究表明，二者具有大量相同或相似的有效成分及药理作用，如抗病毒、抗肿瘤、保肝、防止脂质过氧化、镇痛等。

药用历史 叶下珠以"真珠草"药用之名，始载于《本草纲目拾遗》。叶下
珠在印度民间也被广泛用于治疗腹泻下痢、尿道感染、肝炎等疾病，在
美洲曾被用于癌症的治疗。主产于中国长江流域以南各省区。

有效成分 叶下珠主要含鞣花鞣质类成分、木脂素类成分和黄酮类成分等。

疗　效 药理研究表明，叶下珠具有抗病毒、保肝、抗血栓、抗肿瘤
等作用。
中医理论认为叶下珠具有清热解毒，利水消肿，明目，消积的功效。

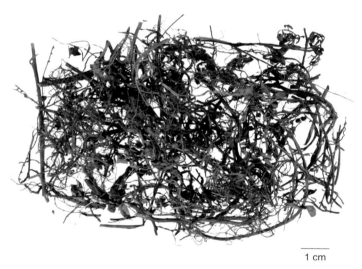

1 cm

药材：叶下珠 Phyllanthi Urinariae Herba

落地生根
Luodishenggen

英文名 Air-plant
学　名 *Bryophyllum pinnatum* (L. f.) Oken

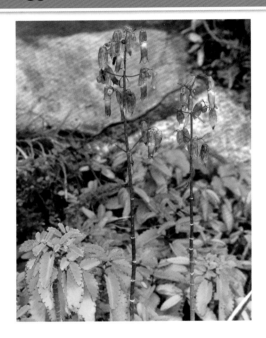

来　源　景天科（Crassulaceae）植物落地生根 *Bryophyllum pinnatum* (L. f.) Oken，其干燥全草入药。中药名：落地生根。

产　地　落地生根属（*Bryophyllum*）植物全世界约有20种，主要分布于非洲马达加斯加，仅有1种分布于全世界热带地区。中国仅有1种，亦可供药用。本种分布于中国云南、广西、广东、香港、福建和台湾等省区。

评注

　　落地生根异名之一为"土三七"。正品中药"土三七"来源于菊科植物菊三七 *Gynura japonica* (Thunb.) Juel. 的根或全草。菊三七所含菊三七碱具有抗疟作用，亦能致家兔和大鼠肝细胞坏死。因此，临床使用落地生根与菊三七应当注意鉴别。

药用历史 "落地生根"药用之名，始载于《岭南采药录》，还以"土三七""叶生根"之名，载于《植物名实图考》。主产于中国福建、台湾、广西、广东和云南。

有效成分 落地生根主要含有菲类和黄酮类成分。

疗 效 药理研究表明，落地生根具有抗溃疡、抗菌、抗炎、镇痛、抗肿瘤、降血糖等作用。
民间经验认为落地生根具有凉血止血，清热解毒的功效。

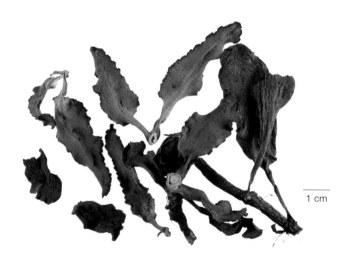

药材：落地生根 Bryophylli Pinnati Herba

落地生根常用叶繁殖，温暖季节将成熟叶片采下，平铺在湿砂上，数日即可在叶缘缺处生根成活，待小植株长出后，即可割取移入小盆内栽培，是很好的园艺植物。

枫香树
Fengxiangshu

英文名 Beautiful Sweetgum
学　名 *Liquidambar formosana* Hance

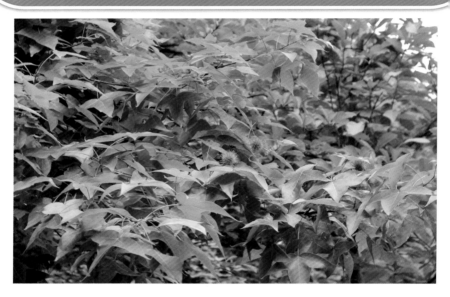

来　源　金缕梅科（Hamamelidaceae）植物枫香树 *Liquidambar formosana* Hance，其干燥成熟果序和干燥树脂均入药。中药名：路路通、枫香脂。

产　地　枫香树属（*Liquidambar*）植物全世界约有6种，北美及中美洲各1种，中国有2种、1变种，本属现供药用者约有3种。本种分布于中国秦岭和淮河以南各省区；越南北部、老挝和朝鲜半岛南部也有分布。

评注

　　悬铃木科（Platanaceae）植物悬铃木 *Platanus acerifolia* (Ait.) Willd. 的干燥成熟果序外形与路路通较相似，有混作路路通用的报道。悬铃木在中国常作行道树，俗称法国梧桐，未供药用。

药用历史 "路路通"药用之名，始载于《本草纲目拾遗》。"枫香脂"药用之名，始载于《新修本草》。历代本草多有著录，古今药用品种一致。《中国药典》(2015年版)收载本种为中药路路通和枫香脂的法定原植物来源种。主产于中国浙江、江西、福建、云南等省。

有效成分 枫香树果序和树脂主要含三萜类成分和挥发油。果序主要活性成分为齐墩果烷型三萜类化合物，树脂主要活性成分为挥发油。《中国药典》采用高效液相色谱法测定，规定路路通中路路通酸的含量不得少于0.15%，以控制药材质量。

疗　效 药理研究表明，枫香树的果序具有调节免疫、保肝等作用；枫香树的树脂具有抗血栓、抗血小板聚集、抗心律失常、扩张冠脉等作用。中医理论认为路路通具有祛风通络，利水通经的功效；枫香脂具有活血止痛，解毒止血，生肌的功效。

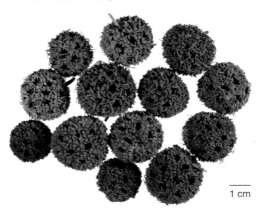

1 cm

药材：路路通 Liquidambaris Fructus

现代研究发现，路路通具有很好的护肝作用，在台湾为常用的防治肝炎药物。

同属植物苏合香树 *Liquidambar orientalis* Mill. 的树脂入药称苏合香，与枫香脂一样富含肉桂酸类化合物，有类似的抗血栓、提高冠脉流量、抗心律失常等药理作用。

溪黄草
Xihuangcao

英文名 Linearstripe Isodon
学　名 *Rabdosia serra* (Maxim.) Hara

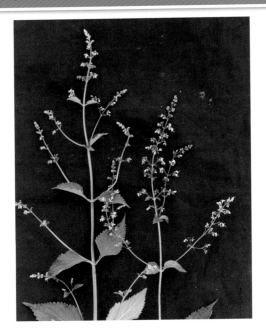

来　源　唇形科（Labiatae）植物溪黄草 *Rabdosia serra* (Maxim.) Hara，其干燥全草入药。中药名：溪黄草。

产　地　香茶菜属（*Rabdosia*）植物全世界约有150种，原产于非洲南部，分布至亚洲热带及亚热带地区。中国有90种、21变种。现供药用者约有24种。溪黄草于中国西南各省种数较多。本种分布于中国东北、西南、华东及华北、西北的部分省区。

评注
　　除溪黄草外，还有多种同属植物均作溪黄草药用，如有线纹香茶菜 *Rabdosia lophanthoides* (Buch. –Ham. ex D. Don) Hara 和内折香茶菜 *R. inflexus* (Thunb.) Kudo 等。

药用历史 溪黄草为民间草药，主产于中国吉林、辽宁、山西、河南、陕西、甘肃、四川、贵州等地。

有效成分 溪黄草中主要含二萜类化合物。

疗 效 药理研究表明，溪黄草具有抗肿瘤、抗炎、保肝、抑制免疫、抗菌等作用。

民间经验认为溪黄草具有清热解毒，利湿退黄，散瘀消肿的功效。

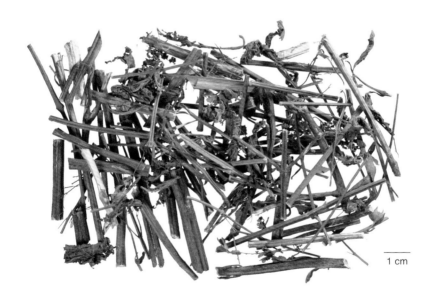

药材：溪黄草 Rabdosiae Serrae Herba

溪黄草不仅是保肝良药，而且是很好的保健凉茶。

蜘蛛香

Zhizhuxiang

英文名 Jatamans Valeriana
学　名 *Valeriana jatamansi* Jones

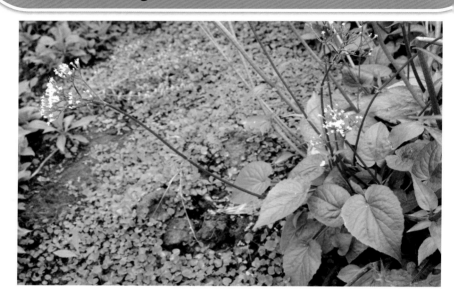

来　源 　败酱科（Valerianaceae）植物蜘蛛香 *Valeriana jatamansi* Jones，其干燥根茎及根入药。中药名：蜘蛛香。

产　地 　缬草属（*Valeriana*）植物全世界约有200种，分布在欧亚大陆、南美和北美中部。中国约有17种、2变种，本属现供药用者约有9种、1变种。本种分布于中国河南、陕西、湖南、湖北、四川、贵州、云南、西藏等省；印度也有分布。

评注

蜘蛛香又名"印度缬草"，国外亦作缬草药用。

缬草属植物普遍具有镇静催眠的活性，其主要活性成分为缬草素类成分。蜘蛛香临床治疗婴幼儿轮状病毒肠炎具有显著疗效。

药用历史 "蜘蛛香"药用之名，始载于《本草纲目》。历代本草多有著录，古今药用品种一致。主产于中国四川、贵州、云南、陕西、湖北等省。

有效成分 蜘蛛香含环烯醚萜、倍半萜、生物碱和黄酮类成分等，其中环烯醚萜类成分是蜘蛛香镇静催眠的活性成分之一。

疗　效 药理研究表明，蜘蛛香具有镇静、催眠、抗惊厥、镇痛、解痉、抗肿瘤等作用。
中医理论认为蜘蛛香具有理气和中，散寒除湿，活血消肿等功效。

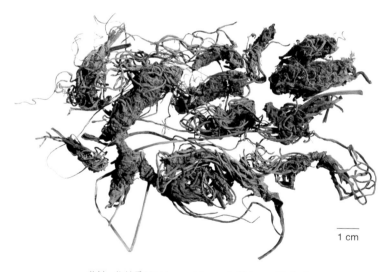

1 cm

药材：蜘蛛香 Valerianae Jatamantis Rhizoma Et Radix

荜茇
Biba

英文名 Long Pepper
学　名 *Piper longum* L.

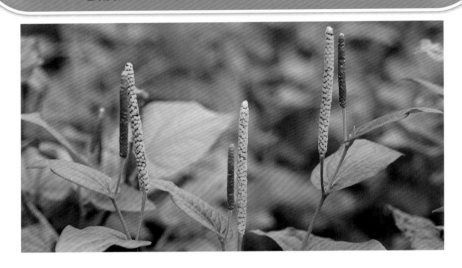

来　源　　胡椒科（Piperaceae）植物荜茇 *Piper longum* L.，其干燥近成熟或成熟果穗入药。中药名：荜茇。

产　地　　胡椒属（*Piper*）植物全世界约有2000种，分布于热带地区。中国约有60种、4变种，分布于台湾经东南至西南各省区。本属现供药用者约20种、1变种。本种分布于中国云南，福建、广东、广西、海南有栽培；尼泊尔、印度、斯里兰卡、越南、马来西亚也有分布。

评注

　　荜茇提取物对 *Aedes aegypti*、*Amebic protozoa*、*Giardia lamblia* 有显著的抑制作用，可作为天然的杀虫剂。

药用历史 "荜茇"药用之名，始载于《雷公炮炙论》。历代本草多有著录，古今药用品种一致。《中国药典》(2015年版)收载本种为中药荜茇的法定原植物来源种。主产于中国云南、广东、海南；原产于印度尼西亚的苏门答腊、菲律宾、越南。

有效成分 荜茇果穗含酰胺生物碱类、木脂素类成分等。胡椒碱为主要活性成分，《中国药典》采用高效液相色谱法测定，规定荜茇中胡椒碱的含量不得少于2.5%，以控制药材质量。

疗　效 药理研究表明，荜茇具有镇痛、抗溃疡、降血脂、抗肿瘤、杀虫、保肝等作用。

中医理论认为荜茇具有温中散寒，下气止痛的功效。

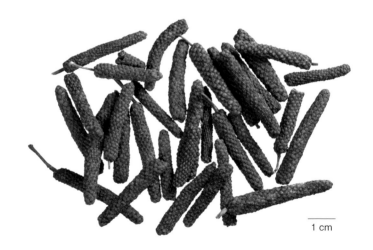

1 cm

药材：荜茇 Piperis Longi Fructus

荜茇亦为常用蒙药。蒙医理论认为荜茇可调理胃火，调节体质，滋补强壮，平喘，祛痰，止痛，主治胃火衰败，不思饮食，恶心，气喘，气管炎，肺痨，肾寒，尿浊，阳痿等多种病症。

蓬莪术
Peng'ezhu

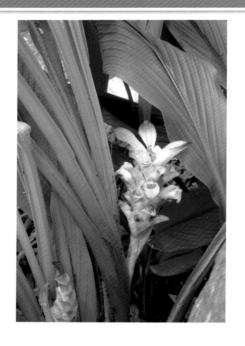

英文名 Zedoary
学　名 *Curcuma phaeocaulis* Val.

来　源　姜科（Zingiberaceae）植物蓬莪术 *Curcuma phaeocaulis* Val.，其干燥根茎入药，中药名：莪术；其干燥块根入药，中药名：郁金，习称"绿丝郁金"。

产　地　姜黄属（*Curcuma*）植物全世界约有50种，主要分布于东南亚至澳洲北部。中国约有7种，均可供药用。本种产于中国福建、江西、广东、香港、广西、四川、云南、台湾等省区；印度至马来西亚亦有分布。

评注

　　同属植物广西莪术 *Curcuma kwangsiensis* S. G. Lee et C. F. Liang 和温郁金 *C. Wenyujin* Y. H. Chen et C. Ling 的干燥根茎亦为《中国药典》收载的中药莪术的法定原植物来源种，后者习称"温莪术"。

药用历史 莪术以"蓬莪茂"药用之名，始载于《雷公炮炙论》。历代本草多有著录，自古以来作莪术药用者系姜黄属多种植物。《中国药典》(2015年版)收载本种为中药莪术和郁金的法定原植物来源种之一。主产于中国四川温江及乐山。

有效成分 蓬莪术主要含挥发油和二芳基庚烷类成分。《中国药典》采用挥发油测定法测定，规定莪术中挥发油的含量不得少于1.5% (mL/g)，以控制药材质量。

疗　效 药理研究表明，莪术具有抗肿瘤、抗血栓形成、抗肝损伤、镇痛、增强免疫等作用。
中医理论认为莪术有行气破血，消积止痛的功效。

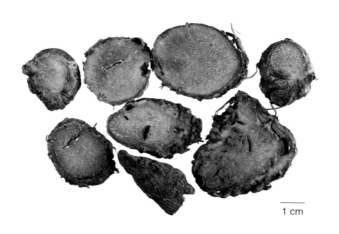

1 cm

药材：莪术 Curcumae Rhizoma

谷精草
Gujingcao

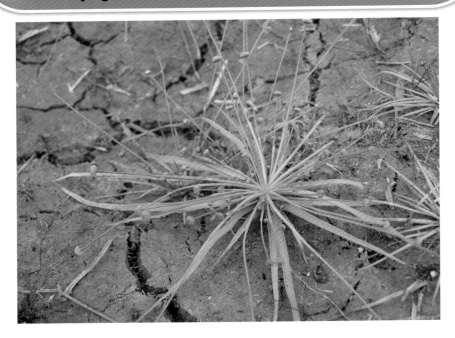

英文名 Pipewort

学　名 *Eriocaulon buergerianum*
Koern.

来　源　谷精科（Eriocaulaceae）植物谷精草 *Eriocaulon buergerianum* Koern.，其干燥带花茎的头状花序入药。中药名：谷精草。

产　地　谷精草属（*Eriocaulon*）植物全世界约400种，以亚洲热带为分布中心，广布于热带、亚热带。中国约有34种，分布于西南部和南部，现供药用者约7种。本种分布于中国江苏、安徽、浙江、江西、福建、湖北、湖南、广东、香港、广西、四川、贵州、台湾等省区；日本也有分布。

评注

　　除谷精草外，同属的白药谷精草（赛谷精草）*Eriocaulon sieboldianum* Sieb. et Zucc.、华南谷精草 *E. sexangulare* L.、毛谷精草 *E. australe* R. Br.、小谷精草 *E. luzulaefolium* Mart.、冠瓣谷精草 *E. cristatum* Mart. 及瑶山谷精草 *E.*

药用历史 "谷精草"药用之名，始载于《本草纲目拾遗》。历代本草多有著录，古今药用品种基本一致，有地区用同属其他种植物入药。《中国药典》(2015年版)收载本种为中药谷精草的法定原植物来源种。主产于中国浙江、江苏、湖北等省，以浙江、江苏产者质量佳。

有效成分 谷精草主要含黄酮类成分。

疗　效 药理研究表明，谷精草具有抗菌等作用。
中医理论认为谷精草具有祛风散热，明目退翳的功效。

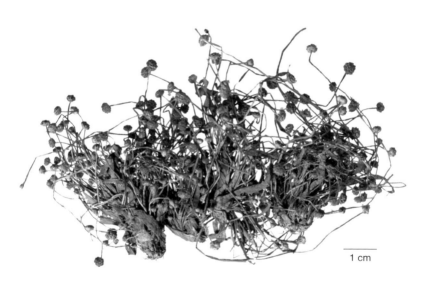

1 cm

药材：谷精草 Eriocauli Flos

---

yaoshanense Ruhl. 等植物的干燥头状花序或全草均作药用。前三种植物在少数地方被当作谷精草入药，尤其华南谷精草，为商品药材谷精珠的原植物来源种，在香港及华南地区常作谷精草用，二者功效相似，容易混淆。

樟
Zhang

英文名 Camphor Tree
学　名 *Cinnamomum camphora* (L.) Presl

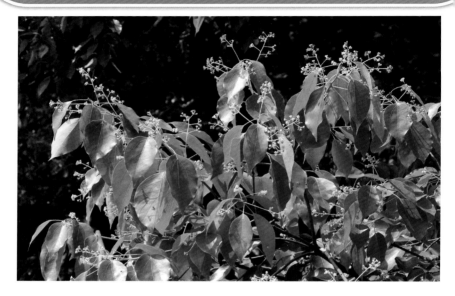

来　源　樟科（Lauraceae）植物樟 *Cinnamomum camphora* (L.) Presl，其新鲜枝、叶经提取加工制成的结晶入药，中药名：天然冰片（右旋龙脑）；其干、枝、叶及根部经提取加工制成的结晶入药，中药名：樟脑。

产　地　樟属（*Cinnamomum*）植物全世界约有250种，分布于热带、亚热带、亚洲东部、澳洲及太平洋岛屿。中国约有46种、1变型，主产于南方各省区，北达陕西及甘肃南部。本属现供药用者约21种。本种分布于中国南方各省区，越南、朝鲜半岛、日本也有分布，其他各国常有引种栽培。

评注

樟树除了樟脑和樟油等用于医药卫生领域外，樟油作为天然原料，还用于香料工业和有机合成化工等领域中，樟脑还有驱蚊和防虫的作用。

天然冰片（右旋龙脑）仅存在于少数樟的化学类型中，因而应加强对樟的化学品种的选育工作。

药用历史　"樟脑"药用之名，始载于《本草品汇精要》。历代本草多有著录，古今药用品种一致。《中国药典》（2015年版）收载本种为中药天然冰片的法定原植物来源种。本种主产于中国江西、广东、广西、福建和台湾等地，其中台湾的产量约占全世界产量的70%。

有效成分　樟树的枝、叶主要含挥发油和木脂素类成分。《中国药典》采用气相色谱法测定，规定天然冰片中右旋龙脑的含量不得少于96.0%，以控制药材质量。

疗　效　药理研究表明，樟脑具有兴奋中枢神经系统、强心、升血压、抗菌、局部刺激和促皮渗透等作用。
中医理论认为天然冰片具有开窍醒神，清热止痛的功效；樟脑具有通关窍，利滞气，避秽浊，杀虫止痒，消肿止痛的功效。

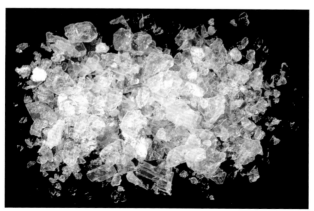

药材：冰片 Borneolum

有研究指出樟树根皮、茎皮和叶的水浸液有杀灭钉螺的作用，并呈量效相关关系，如用1%的樟树根皮水浸液浸泡钉螺72小时后，死螺率可达100%，在血吸虫流行地区，樟树能取代化学合成的灭螺剂，减少环境污染。
由于天然樟脑产量难以满足市场，现有人工樟脑丸制成的杀虫防蛀剂，其主要成分为对二氯化苯。人工樟脑丸有明显的生殖细胞毒性，已被提倡停止使用。

剑叶龙血树
Jianyelongxueshu

英文名 Chinese Dragon's Blood
学　名 *Dracaena cochinchinensis*
(Lour.) S. C. Chen

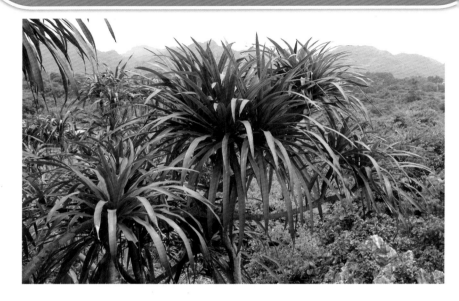

来　源　百合科（Liliaceae）植物剑叶龙血树 *Dracaena cochinchinensis* (Lour.) S. C. Chen，其含脂木材经提取后得到的树脂入药。中药名：龙血竭。

产　地　龙血树属（Dracaena）植物全世界约40种，分布于亚洲和非洲的热带与亚热带地区。中国有5种，分布于南方地区，本属现供药用者约4种。本种分布于中国云南南部和广西南部，越南和老挝也有分布。

评注

　　麒麟竭果实中渗出的树脂为中药血竭，又名麒麟竭，历来依靠进口，为中国紧缺的名贵药材。百合科剑叶龙血树中得到的龙血竭作为血竭的代用品现今在临床上应用

药用历史 血竭以"骐驎竭"药用之名，始载于《雷公炮炙论》。历代本草多有著录，自古以来作血竭药用者系龙血树属多种植物的木部树脂，习称"木血竭"。龙血竭在中国云南有约500年的应用历史，为明清以来所用之血竭，但近代失传，一度大部分依赖进口。目前市售商品多为进口的棕榈科（Arecaceae）植物麒麟竭*Daemonorops draco* Bl.的树脂。20世纪70年代以来，中国医药工作者经过资源调查，在云南和广西等省区找到了剑叶龙血树，其树脂经过20多年药效、毒理和临床研究，证明可以代替进口血竭使用。主产于中国云南和广西。

有效成分 剑叶龙血树树脂主要含黄酮类、固醇皂苷类成分等。

疗　效 药理研究表明，剑叶龙血树具有活血化瘀、止血、抗心肌损伤、抗炎、镇痛等作用。
中医理论认为龙血竭具有活血散瘀，止血定痛，敛疮生肌的功效。

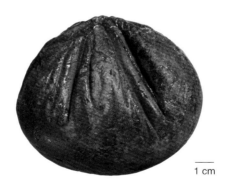

1 cm

药材：龙血竭 Dracaenae Cochinchinensis Resina

广泛。龙血竭在化学成分上虽与血竭有很大差异，但在药理作用上基本一致，具有广阔的应用前景。

广州相思子

Guangzhouxiangsizi

英文名 Canton Love-pea
学 名 *Abrus cantoniensis* Hance

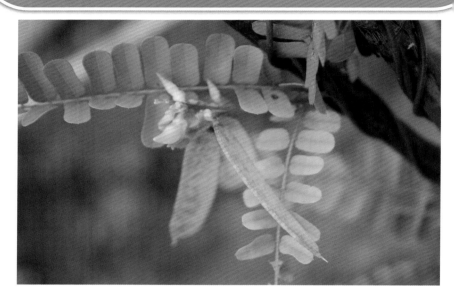

来　源　豆科（Leguminosae）植物广州相思子*Abrus cantoniensis* Hance，其干燥全株入药。中药名：鸡骨草。

产　地　相思子属（*Abrus*）植物全世界约有12种，分布于热带和亚热带地区。中国约有4种，均可供药用。本种分布于中国湖南、广东、广西、香港；泰国也有分布。

评注

　　广州相思子为中国岭南民间常用草药，常用于汤剂及凉茶中，为治疗肝病的良药和食疗原料，因种子有毒，故入药时宜将豆荚去除。中国岭南地区目前已对其开展GAP栽培研究，并建立栽培基地。

　　同属植物毛鸡骨草*Abrus mollis* Hance为地方用药，在广西地区为鸡骨草的代用品。研究表明，毛鸡骨草含白桦酸（Betulinic acid）、香草酸（vanillic acid）、肌醇甲醚（Inositol methyl ether）、大豆皂苷I（Soyasaponin I）、槐花皂苷III（Kaikasaponin

药用历史 广东相思子以"鸡骨草"药用之名，始载于《岭南采药录》。因其最先发现于广州白云山，故称"广州相思子"。《中国药典》(2015年版)收载本种为中药鸡骨草的法定原植物来源种。主产于中国广东、广西等省区。

有效成分 广州相思子主要活性成分为生物碱类化合物，尚有三萜类和三萜皂苷类等。《中国药典》以药材性状、粉末特征鉴别等方法，控制药材质量。

疗　效 药理研究表明，广州相思子具有保肝、抗炎、促进免疫功能等作用。
中医理论认为鸡骨草具有清热利湿，疏肝止痛，活血散瘀等功效。

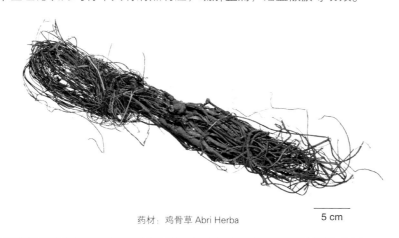

药材：鸡骨草 Abri Herba

5 cm

III)、脱氢大豆皂苷I(Dehydrosoyasaponin I)、β – 谷甾醇(β –sitosterol)、豆甾醇(Stigmasterol)、咖啡酸二十九醇酯(Nonacosanyl caffeate)、胡萝卜苷(Daucosterol)、羽扇豆醇(Lupeol)、熊果酸(Ursolic acid)、齐墩果酸(Oleanolic acid)、7,4' – 二羟基 –8– 甲氧基异黄酮(7,4'–dihydroxy–8–methoxy–isoflavone)等成分。药理实验表明，毛鸡骨草有显著的保肝和促进免疫活性。

广金钱草

Guangjinqiancao

英文名 Snowbellleaf Tickclover
学　名 *Desmodium styracifolium*
　　　 (Osbeck) Merr.

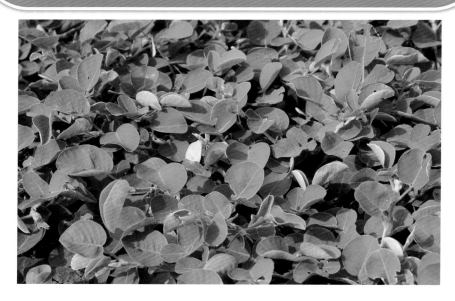

来　源 豆科（Leguminosae）植物广金钱草 *Desmodium styracifolium* (Osb.) Merr.，其干燥地上部分入药。中药名：广金钱草。

产　地 山蚂蝗属（*Desmodium*）植物全世界约有350种，分布于亚热带和热带地区。中国约有27种、5变种，本属现供药用者约15种、1变种。本种分布于中国广东、海南、香港、广西、云南；印度、斯里兰卡、缅甸、泰国、越南、马来西亚也有分布。

评注

　　广金钱草是治疗尿道结石的理想药物，它对草酸钙结晶的生长有很好的抑制作用。而且还有降血压、增加血流量和缓解动脉痉挛的作用，有希望被开发为尿石症病人食品补充剂，对伴发高血压或其他心血管疾病患者更为适宜。

　　广金钱草、金钱草（报春花科）*Lysimachia christinae* Hance 以及连钱草（唇型科）*Glechoma longituba* (Nakai) Kupr. 在中国各地都以金钱草之名入药，在药材

药用历史 广金钱草以"广东金钱草"药用之名，始载于《岭南草药志》。《中国药典》(2015年版)收载本种为中药广金钱草的法定原植物来源种。主产于中国广东、广西、福建及海南等省区。

有效成分 广金钱草全草含黄酮类、生物碱类、多糖类成分等，多糖为治疗结石的主要有效成分。《中国药典》规定广金钱草中水溶性浸出物含量不得少于5.0%，以控制药材质量。

疗　效 药理研究表明，广金钱草具有利尿、排石、利胆、抗炎等作用。中医理论认为广金钱草具有清热利湿，通淋排石等功效。

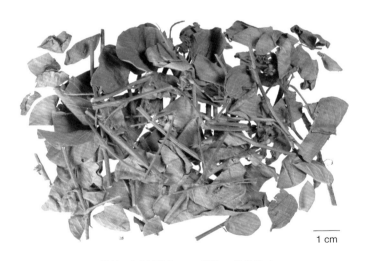

1 cm

药材：广金钱草 Desmodii Styracifolii Herba

流通方面，广金钱草多数在广东、广西及临近地区使用，其他地区均选用金钱草或者连钱草。三者来源迥异，所含化学成分、性味及功能主治均有不同。一般认为，广金钱草偏重治疗膀胱结石，金钱草偏重治疗胆石症，连钱草偏重治疗肾结石，临床用药应有所侧重和区别。

广藿香
Guanghuoxiang

英文名 Cablin Patchouli
学 名 *Pogostemon cablin* (Blanco) Benth.

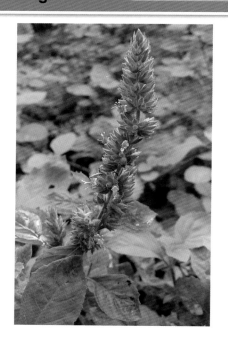

来　源　唇形科（Labiatae）植物广藿香 *Pogostemon cablin* (Blanco) Benth.，其干燥地上部分入药。中药名：广藿香。

产　地　刺蕊草属（*Pogostemon*）植物全世界有60余种，主要分布于亚洲热带至亚热带地区，热带非洲仅有2种。中国约有16种、1变种，本属现供药用约有4种。本种在中国广西、福建、台湾等省区广泛栽培，也分布于印度、斯里兰卡、马来西亚、印度尼西亚、菲律宾。

评注

　　传统认为广洲石牌所产广藿香质量为优，近年在广东省已经建立了广藿香GAP基地。
　　广藿香是中成药"藿香正气水""藿香正气丸"的主要原料，广藿香油是香水、牙膏等重要香基原料。

药用历史 "藿香"药用之名，始载于汉《异物志》。历代本草多有著录，《本草图经》和《本草纲目》中记载均指本种。《中国药典》(2015年版)收载本种为中药广藿香的法定原植物来源种。主产于中国海南、广东等地，其中广州市郊石牌产的广藿香质量较优。

有效成分 广藿香主要活性成分为挥发油，尚有黄酮类化合物成分等。《中国药典》采用气相色谱法测定，规定广藿香中百秋李醇(广藿香醇)含量不得少于0.10%。

疗　效 药理研究表明，广藿香具有调节胃肠、抗菌、抗疟等作用。中医理论认为广藿香具有芳香化浊，开胃止呕，发表解暑的功效。

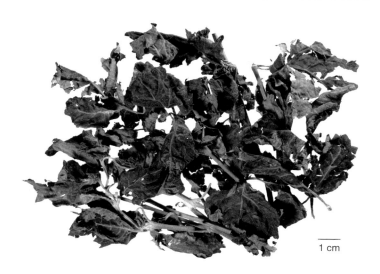

药材：广藿香 Pogostemonis Herba

藿香 *Agastache rugosa* (Fisch. et Mey.) O. Ktze. 通称"土藿香"，藿香与广藿香是否功效相似，能否同等入药，尚待深入研究。

积雪草
Jixuecao

英文名 Asiatic Pennywort
学　名 *Centella asiatica* (L.) Urban

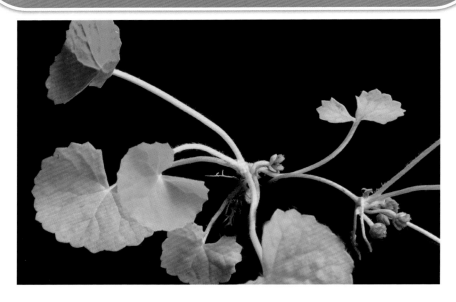

来　源　伞形科（Umbelliferae）植物积雪草 *Centella asiatica* (L.) Urban，其干燥全草入药。中药名：积雪草。

产　地　积雪草属（*Centella*）植物全世界约有20种，主要分布于热带和亚热带地区，主产于南非。中国仅有1种，亦可供药用。本种分布于中国华东、中南及西南各省区，印度、日本、澳洲及中非、南非也有分布。

评注

　　非洲、南亚、东南亚和南美等许多地区也将积雪草作为民间或传统药物加以应用，在印度和斯里兰卡传统医药中用于治疗皮肤病、梅毒、风湿病、精神病、癫痫、癔病、脱水和麻风病等；而在东南亚国家用于治疗腹泻、眼疾、感染、哮喘和高血压等。

药用历史 "积雪草"药用之名，始载于《神农本草经》，列为中品。历代本草多有著录，古今常有异物同名现象。《中国药典》(2015年版)收载本种为中药积雪草的法定原植物来源种。主产于中国江苏、浙江、江西、广东、香港、广西、湖南、四川、福建等省区。

有效成分 积雪草主要含有三萜皂苷类、三萜类和黄酮类成分等。其中，三萜皂苷及皂苷元为主要活性成分。《中国药典》采用高效液相法测定，规定积雪草苷和羟基积雪草苷的总量不得少于0.80%，以控制药材质量。

疗 效 药理研究表明，积雪草具有保护胃黏膜、抗病毒、抗炎、抗抑郁、抗肿瘤等作用。
中医理论认为积雪草具有清热利湿，解毒消肿的功效。

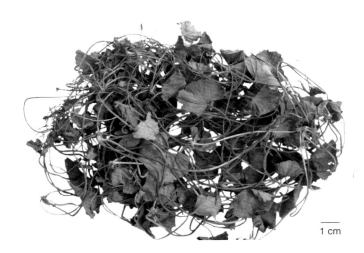

1 cm

药材：积雪草 Centellae Herba

积雪草的有效成分积雪草总苷广泛应用于临床，用于治疗各种皮肤病、慢性肾脏病、乳腺增生、抑郁症、癫痫等。

独脚金
Dujiaojin

英文名 Witchweed
学　名 *Striga asiatica* (L.) O. Kuntze

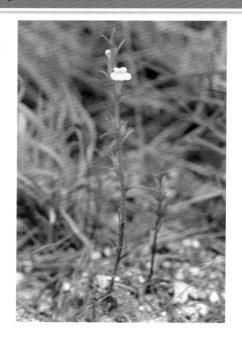

来　源　玄参科（Scrophulariaceae）植物独脚金 *Striga asiatica* (L.) O. Kuntze，其干燥全草入药。中药名：独脚金。

产　地　独脚金属（*Striga*）植物全世界约有20种，分布于亚洲、非洲和大洋洲的热带和亚热带地区。中国有3种，本属现供药用者2种。本种分布于中国云南、广西、广东、香港、福建、台湾等省区，亚洲、非洲的热带地区均有分布。

评注
独脚金属于半寄生性植物，一般被视作田间杂草。

药用历史 独脚金以"独脚柑"药用之名，始载于清《生草药性备要》。《广东省中药材标准》收载本种为中药独脚金的原植物来源种。主产中国广东、广西、贵州、福建、台湾等省区。

有效成分 独脚金主要含黄酮类、酚酸类、萜类等成分。《广东省中药材标准》采用水溶性浸出法测定，规定独脚金的水溶性浸出物不得少于19%，以控制药材质量。

疗 效 药理研究表明，独脚金具有抗菌、抗炎等作用。
中医理论认为独脚金具有健脾，平肝消积，清热利尿的功效。

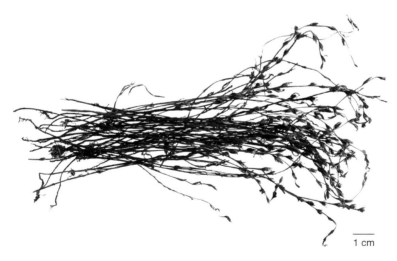

1 cm

药材：独脚金 Strigae Asiaticae Herba

磨盘草

Mopancao

英文名 Indian Abutilon
学　名 *Abutilon indicum* (L.) Sweet

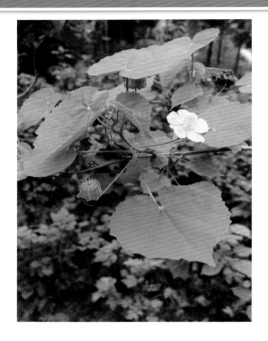

来　源　锦葵科（Malvaceae）植物磨盘草 *Abutilon indicum* (L.) Sweet，其干燥全草入药。中药名：磨盘草。

产　地　苘麻属（*Abutilon*）植物全世界约有150种，分布于热带和亚热带地区。中国约有9种，分布于南北各省区，本属现供药用者约6种。本种分布于中国福建、广东、海南、广西、贵州、云南、香港、台湾等省区；越南、老挝、柬埔寨、泰国、斯里兰卡、缅甸、印度和印度尼西亚等热带地区也有分布。

评注

　　磨盘草的根及种子亦入药，中药名分别为磨盘根和磨盘草子。磨盘根具有清利湿热，通窍活血的功效；磨盘草子具有通窍，利水，清热解毒的功效。

药用历史 磨盘草以"磨挡草"药用之名，始载于《生草药性备要》。主产于中国云南、广东、广西、福建等地。

有效成分 磨盘草主要含黄酮苷类和挥发油成分等。

疗 效 药理研究表明，磨盘草具有镇痛、抗菌、保肝、降血糖等作用。民间经验认为磨盘草有疏风清热，化痰止咳，消肿解毒的功效。

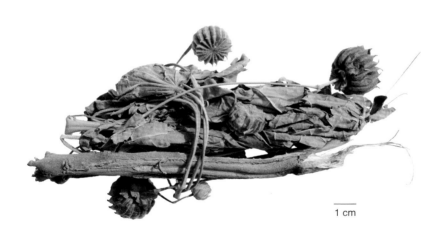

1 cm

药材：磨盘草 Abutili Indici Herba

中国台湾产几内亚磨盘草 *Abutilon indicum* (L.) Sweet var. *guineense* (Schumach.) Feng，为磨盘草变种，也用于治疗耳鸣、耳聋、中耳炎等症，迄今未见其化学成分和药理活性研究。

龙眼
Longyan

英文名 Longan
学　名 *Dimocarpus longan* Lour.

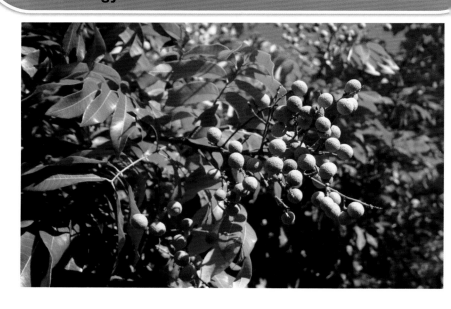

来　源　无患子科（Sapindaceae）植物龙眼 *Dimocarpus longan* Lour.，其干燥假种皮入药。中药名：龙眼肉。果品名：桂圆。

产　地　龙眼属（*Dimocarpus*）植物全世界约有20种，分布于亚洲热带地区。中国约有4种，仅本种供药用。本种栽培于中国西南部至东南部地区，福建最多，广东次之；广东、广西及云南亦可见野生或半野生种。东南亚也有栽培。

评注

　　龙眼肉为中国常用滋补食品和中药，是卫生部规定的药食同源品种之一，有很好的增强免疫作用，广泛用于中医处方、食品和保健品中。除龙眼肉可作药用外，民间经验认为龙眼壳和龙眼树皮可祛风，解毒，敛疮，临床有将树皮煎剂外洗治疗头癣的

药用历史 "龙眼"药用之名，始载于《神农本草经》，列为中品。历代本草多有著录，古今药用品种一致。《中国药典》(2015年版)收载本种为中药龙眼肉的法定原植物来源种。主产于中国福建、广东、广西、云南等省区。

有效成分 龙眼含脑苷脂类、特殊氨基酸类、鞣质类成分等。《中国药典》采用热浸法测定，规定龙眼肉水溶性浸出物不得少于70%，以控制药材质量。

疗　效 药理研究表明，龙眼的假种皮具有增强免疫、抗衰老、抗氧化等作用。

中医理论认为龙眼肉具有补心脾，养气血，安心神等功效。

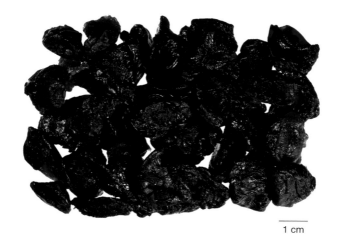

1 cm

药材：龙眼肉 Longan Arillus

记录。

　　同属植物龙荔 *Dimocarpus confinis* (How et Ho) H. S. Lo 的干燥果实性状与龙眼基本相似，该品有毒，不可食用，服用过量有致死危险，应严格注意区分。

龙葵
Longkui

英文名 Black Nightshade
学　名 *Solanum nigrum* L.

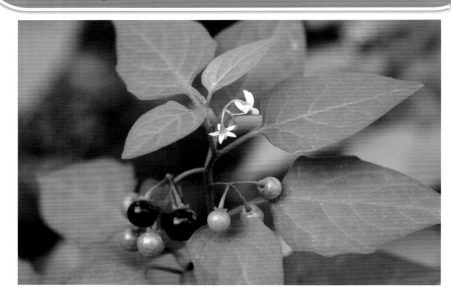

来　源　茄科（Solanaceae）植物龙葵 *Solanum nigrum* L.，其干燥全草入药。中药名：龙葵。

产　地　茄属（*Solanum*）植物全世界约有2000种，主要分布于热带、亚热带地区，少数种可达温带地区。中国约有39种、14变种，本属现供药用约有21种、1变种。本种在中国各地均有分布，亦广泛分布于欧洲、亚洲、美洲的温带至热带地区。

评注

　　除全草外，龙葵的种子亦作中药"龙葵子"入药，具有清热解毒，化痰止咳的功效，主治咽喉肿痛，疔疮，咳嗽痰喘。龙葵的根用作中药"龙葵根"，具有清热利湿，活血解毒的功效，主治痢疾，淋浊，尿道结石，白带，风火牙痛等。

药用历史 "龙葵"药用之名,始载于《药性论》。历代本草多有著录,古今药用品种一致。中国各地均产。

有效成分 龙葵主要含固醇生物碱类、固醇皂苷类、黄酮类成分等。

疗　效 药理研究表明,龙葵具有抗肿瘤、抗氧化、抗溃疡、抗血吸虫病等作用。
中医理论认为龙葵具有清热解毒,活血消肿的功效。

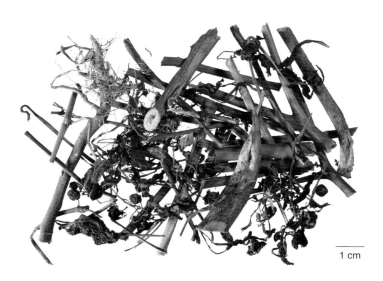

1 cm

药材:龙葵 Solani Nigri Herba

龙葵亦是药食两用植物之一,龙葵幼苗可作为蔬菜烹调,成熟果实可作为水果食用,或者制造果酱、果酒、饮料等。

灯心草
Dengxincao

英文名 Common Rush
学 名 *Juncus effusus* L.

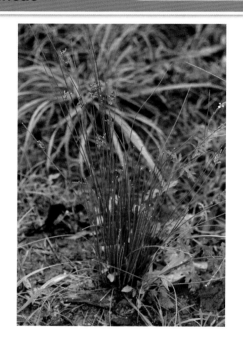

来　源　灯心草科（Juncaceae）植物灯心草 *Juncus effusus* L.，其干燥茎髓入药。中药名：灯心草。

产　地　灯心草属（*Juncus*）植物全世界约有240种，广泛分布于世界各地，主要分布于温带和寒带地区。中国约有77种、2亚种、10变种，遍布全国各地，尤以西南地区种类较多。本属现供药用者约有7种。本种广布于中国各省区，全世界温带地区均有分布。

评注

　　灯心草为常用中药，常生长在草甸、沼泽和湿地中，现代研究表明，灯心草等湿地植物能净化污水，吸附污水中的铅、锌、铜、镉等重金属。可大力提倡在相关重污染地带建立灯心草人工湿地，以清除工矿和厂房等重金属污染，净化污水。

药用历史 "灯心草"药用之名，始载于《开宝本草》。历代本草多有著录，古今药用品种一致。《中国药典》(2015年版)收载本种为中药灯心草的法定原植物来源种。主产于中国江苏，四川、福建、贵州等省亦产。

有效成分 灯心草茎髓含9,10-二氢菲类、三萜类和黄酮类成分等。9,10-二氢菲类化合物结构独特，为抗菌、抗肿瘤的重要活性成分。《中国药典》采用热浸法测定，规定以稀乙醇作溶剂，灯心草的浸出物不得少于5.0%，以控制药材质量。

疗　效 药理研究表明，灯心草具有镇静、抗肿瘤、利尿等作用。中医理论认为灯心草具有清心火，利小便，散肿的功效。

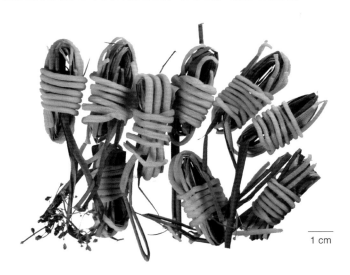

1 cm

药材：灯心草 Junci Medulla

由于灯心草等湿地植物能吸附重金属，所以在药用采收时，应注意植物的生长环境，避免采收重金属污染地带的灯心草，以防重金属含量超标。

鹅不食草
Ebushicao

英文名 Small Centipeda
学　名 *Centipeda minima* (L.) A. Br. et Aschers.

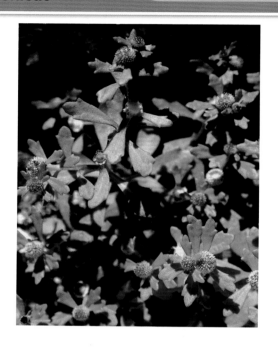

来　源　菊科（Compositae）植物鹅不食草*Centipeda minima* (L.) A. Br. et Aschers.，其干燥全草入药。中药名：鹅不食草。

产　地　石胡荽属（*Centipeda*）植物全世界约有6种，分布于亚洲、澳洲及南美洲。中国仅有1种，亦可供药用。本种广泛分布于中国东北、华北、华中、华东、华南、西南等地；朝鲜半岛、日本、印度、马来西亚、澳洲也有分布。

评注

　　鹅不食草，亦称石胡荽。《本草纲目》中记载有"天胡荽"之名，李时珍在论述本品时，将石胡荽和伞形科（Umbelliferae）植物天胡荽 *Hydrocotyle*

药用历史 "鹅不食草"药用之名，始载于《食物本草》。历代本草多有著录，古今药用品种基本一致。《中国药典》（2015年版）收载本种为中药鹅不食草的法定原植物来源种。主产于中国浙江、湖北、江苏、广东等省。

有效成分 鹅不食草主要含三萜类、倍半萜内酯类、黄酮类、芪类成分等。《中国药典》采用冷浸法测定，规定其水溶性浸出物不得少于15.0%，以控制药材质量。

疗　效 药理研究表明，鹅不食草具有抗炎、抗菌、抗过敏、抗肿瘤、保肝等作用。

中医理论认为鹅不食草具有祛风通窍，解毒消肿的功效。

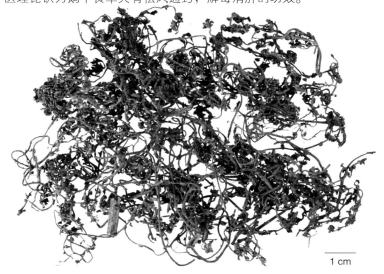

1 cm

药材：鹅不食草 Centipedae Herba

sibthorpoioides Lam. 混淆，到了清代，《质问本草》中也将石胡荽和天胡荽混为一谈，可见历史上曾出现两者混淆现象，临床使用时应注意区别。

鸡蛋花
Jidanhua

英文名 Mexican Frangipani
学 名 *Plumeria rubra* L. cv. Acutifolia

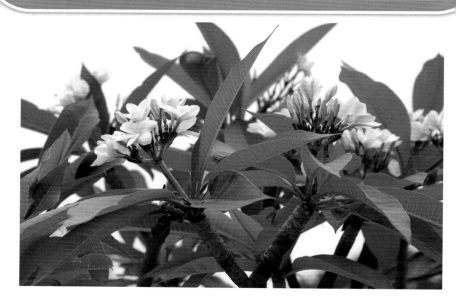

来　源　夹竹桃科（Apocynaceae）植物鸡蛋花 *Plumeria rubra* L. cv. Acutifolia，其干燥花入药。中药名：鸡蛋花。

产　地　鸡蛋花属（*Plumeria*）植物全世界约有7种，原产于美洲热带地区，现已在亚洲热带、亚热带地区广泛种植。中国仅有1种及1栽培变种，均可供药用。本种分布于中国广东、香港、广西、云南、福建等省区；原产墨西哥，现亚洲热带及亚热带地区均有分布。

评注

　　鸡蛋花也是中国岭南民间常用草药，用于清热解毒，是"五花茶"的组成药材之一。除花入药之外，鸡蛋花的茎、树皮、根、叶亦含有一些活性成分，现代药理研究初步证明其有抗菌、抗肿瘤等药理活性，其药理作用及机理尚待进一步深入研究。

药用历史 "鸡蛋花"药用之名,始载于《植物名实图考》。主产于中国广东、广西、云南、福建、台湾等地。

有效成分 鸡蛋花主要含环烯醚萜类成分和挥发油,鸡蛋花苷为指标性成分。

疗　效 药理研究表明,鸡蛋花具有抗菌、抗炎、抗肿瘤、抗突变等作用。
中医理论认为鸡蛋花有清热,解暑,利湿,止咳的功效。

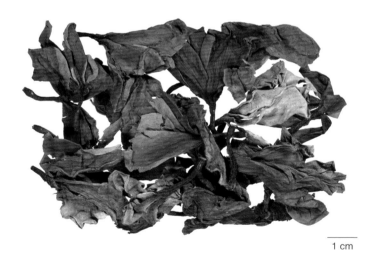

1 cm

药材:鸡蛋花 Plumeriae Flos

鸡蛋花的原种红鸡蛋花 *Plumeria rubra* L. 又名红花缅栀,具有红色至粉红等多种色调。原产于南美洲,现世界热带及亚热带地区广为栽培,是一种很好的观赏植物。

罗汉果
Luohanguo

英文名 Grosvener Siraitia
学　名 *Siraitia grosvenorii* Swingle

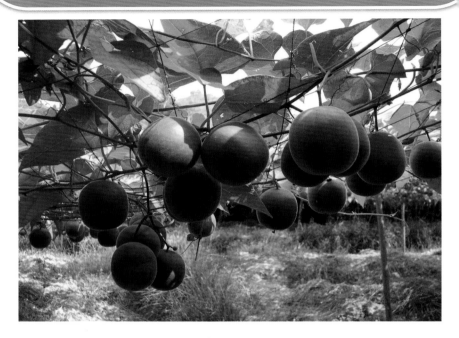

来　源　葫芦科（Cucurbitaceae）植物罗汉果 *Siraitia* [*Siraitia grosvenorii* (Swingle) C. Jeffery]，其干燥成熟果实入药。中药名：罗汉果。

产　地　罗汉果属（*Siraitia*）植物全世界约有7种，分布于中国南部、中南半岛和印度尼西亚。中国约有4种，本属现供药用者约2种。本种分布于中国广西、贵州、湖南、广东、江西等地。

评注

　　罗汉果是卫生部规定的药食同源品种之一。植物罗汉果除干燥成熟果实作为罗汉果入药外，它的叶和根都有药用价值。罗汉果的叶有解毒，止痒的功能。根据民间经验，取鲜罗汉果叶以火烘热搓软搽皮癣，或捣烂外敷疮毒臃肿的部位，均有疗效。而罗汉果的根中含罗汉果酸甲、乙、丙、戊、己（siraitic acids A–C, E–F），为新的去甲葫芦烷三萜酸，中国壮、侗、瑶和苗族等少数民族地区用罗汉果根治疗腹泻、咳嗽、

药用历史 "罗汉果"药用之名，始载于《岭南采药录》，为中国南方地区制作凉茶的常用原料之一。《中国药典》（2015年版）收载本种为中药罗汉果的法定植物来源种。主产于中国广西。

有效成分 罗汉果中的主要有效成分为三萜皂苷类、黄酮苷类等成分。其中主要甜味成分为罗汉果苷 V。《中国药典》采用高效液相法测定，规定罗汉果苷 V 的含量不得少于 0.50%，以控制药材质量。

疗 效 药理研究表明，罗汉果具有降血糖、降血脂、抗氧化、抗诱变、镇咳祛痰等作用。

中医理论认为罗汉果有清肺利咽，化痰止咳，润肠通便的功效。

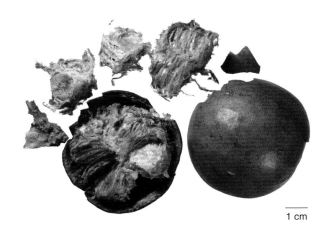

1 cm

药材：罗汉果 Siratiae Fructus

肺结核等。

罗汉果苷具有甜度高，低热量，无毒等优点，很适合目前食品市场对低热量甜味剂的需求。研究发现，罗汉果的甜味物质随生长周期增加，其含量也逐渐增加，但到达一定的时间就趋于稳定。与此同时，罗汉果中的黄酮类物质则逐渐减少。所以，应根据需求选择罗汉果的采摘时间。

芦苇

Luwei

英文名 Reed

学　名 *Phragmites communis* Trin.

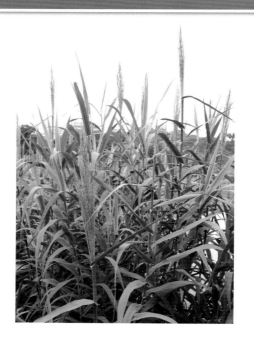

来　源　禾本科（Gramineae）植物芦苇 *Phragmites communis* Trin.，其新鲜或干燥根茎入药。中药名：芦根。

产　地　芦苇属（*Phragmites*）植物全世界约有10种，主要分布于大洋洲、非洲、亚洲热带地区。中国有3种，本属现供药用者有2种。本种在全球各地广泛分布。

评注

　　芦苇除根茎外，叶、花均入药，中药名分别为芦叶和芦花。芦叶具有清热辟秽，止血，解毒的功效，主治霍乱吐泻，吐血，衄血，肺痈等症；芦花具有止泻，止血，解毒的功效，主治吐泻，衄血，血崩，外伤出血，鱼蟹中毒等症。

　　鲜芦根是卫生部规定的药食同源品种之一。芦苇的嫩苗作中药芦笋入药，具有清热生津，利水通淋的功效。另有百合科（Liliaceae）植物石刁柏 *Asparagus*

206

药用历史 芦苇以"芦根"药用之名，始载于《名医别录》，列为下品。历代本草多有著录，古今药用品种一致。西方民间将芦苇用于利尿、发汗，治疗消化道功能紊乱，常用其鲜汁液治疗蚊虫咬伤。《中国药典》（2015年版）收载本种为中药芦根的法定原植物来源种。

有效成分 芦苇主要含多糖类、生物碱类、有机酸类、黄酮类、三萜类成分等。芦根多糖为主要活性成分。《中国药典》采用热浸法测定，规定其水溶性浸出物不得少于12.0%，以控制药材质量。

疗　效 药理研究表明，芦苇的根茎具有抗菌、免疫调节、抗氧化、保肝等作用。
中医理论认为芦根具有清热生津，除烦止呕，利尿，透疹的功效。

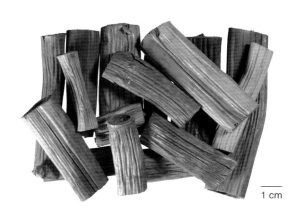

药材：芦根 Phragmitis Rhizoma

---

officinalis L.入药称石刁柏，因早春其嫩茎破土而出，状似春笋，故亦有芦笋之称，目前市场上称芦笋的多指石刁柏。两者为同名异物，应注意区分。

芦苇能作饲料牧草、轻工业原料（代替优质木材制造高级纸张或纤维板）、建筑材料，还能保护生态环境，维持物种多样性，控制淡水中有害藻类，或作观光、旅游之用，具有很高的经济价值和生态价值。

汉语拼音索引

英文名索引

拉丁学名索引

212